SPANISH

for

MEDICAL
PERSONNEL

Janet E. Meizel

UNIVERSITY OF CALIFORNIA SCHOOL OF MEDICINE AT DAVIS
FAMILY PRACTICE PROGRAM

SKIDMORE-ROTH PUBLISHING, INC.

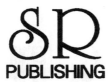

PUBLISHING

Cover design: Veronica Burnett

Notice: The author and the publisher of this volume have taken care to
make certain that all information is correct and compatible with the
standards generally accepted at the time of publication.

Meizel, Janet E.
Spanish for medical personnel/Janet Meizel,

ISBN 1-56930-001-1
1. Nursing-Handbooks, Manuals.
2. Medical-Handbooks, Manuals.

SKIDMORE-ROTH PUBLISHING, INC.
7730 Trade Center Ave.
El Paso, Texas 79912
1(800) 825-3150

Table of Contents

Preface

This course is designed for the physician, nurse, or health aide who needs to communicate with Spanish-speaking patients. The course is a learning system. The answers to all of the exercises are at the end of the book so that the student can check his or her progress effectively.

Each chapter consists of a dialogue, several grammar-pattern units, additional vocabulary, and comprehension exercise.

Acknowledgements

The author wishes to thank María Muniozguren for her knowledgeable assistance, and Dr. Theodore West who had enough concern for the patients at the University of California at Davis Medical Center to support the concept of a Spanish course for the medical students and personnel.

The author especially thanks Mrs. Sidney L. Elroff, her mother, for immense assistance and moral support, without which this text would have been impossible.

Introduction

DIALOGUE

The dialogue should be repeated until you are completely at ease with the phrasing and vocabulary. Then you should try to take the part of the physician or nurse, later changing to that of the patient, which will assist you in understanding what the patient says.

When studying the dialogues, use the English translation only as a reference. Once you have grasped the meaning, try to think only in Spanish, as constant translation will slow the learning process. The goal is direct language learning, so that you will be able to speak in fluent sentences rather than tedious word-for-word translations. This does not eliminate vocabulary learning, but is a more modern method of accomplishing the same end. After having learned the rest of the material in the chapter, the dialogue can also serve as a quick review.

EXERCISES AND DRILLS

Pattern drills are provided for each language concept. After hearing and saying a basic sentence, the learner is required to follow the established pattern, changing one or two words. Given enough practice, the patterns become automatic, making language learning much simpler.

Repeat each unit until you know it well before proceeding to the next section, as each new unit builds upon the knowledge acquired in the last.

VOCABULARY

Much of the vocabulary will be learned through the dialogue and variation drills, however, there are vocabulary problems of which the student should be aware.

I have used as much standard Spanish as possible, but vocabulary varies among the different Spanish-speaking groups. A word that is acceptable to someone whose linguistic background is Mexican may not be acceptable to a speaker from Puerto Rico or Cuba. This problem is slightly less between people from Puerto Rico and Cuba.

To compound the problem, as the California and Texas Spanish-speaking communities are very old, many regionalisms have developed, and there are even expressions that are used in only one *barrio* or community. Single words may also have meanings that change when used by different groups. Some changes are basic linguistic inversion of the order of letters (*niervo* instead of *nervio*, for nerve), or the substitution of one sound for another (*pos* instead of *pues*, for then). However, through long periods of change, some new words have been formed (*zapeta* for diaper, instead of *pañal*). The glossary of this book should help with some of the problem words, and there are several published glossaries that deal with variations and slang used by specific groups. These are listed in the section on Suggested Readings and Aids.

Many English words, especially product names, are given Spanish pronunciation and incorporated into conversational language (such as Pampers and Kleenex, pronounced Klinex). There is a list of suffixes in the book that shows those endings that usually indicate cognates in English. Many of these are scientific or medical technology whose origins are in English, and thus are easy to translate into Spanish.

To review or reinforce vocabulary learning, the most effective method is the use of flash cards. A flash card can be a small piece of paper, or half of a 3-by-5 card, with the English word or phrase on one side and Spanish on the other. After making up the flash card, look at the Spanish and see if you know the English (for incoming vocabulary). Then, look at the English, and try saying the Spanish. This will help you with outgoing vocabulary, and again, will serve as a good review.

The most effective reinforcement is provided by using your Spanish with friends, and in the case of this course, with patients. No matter how poorly you feel you know the language, just the fact that you are trying to learn it creates a bond with the patient, and often he will try harder to communicate with you. You may find that you are learning more of the patients' medical problems with just a limited knowledge of the language. Also, most patients will be enthusiastic about helping you to improve your Spanish.

Learning the names of diseases, conditions, and parts of the body is a great help in doctor/patient conversation; it is also useful to know how to explain these terms. Since "scientific medicine" is often a new topic of discussion (especially for women, who frequently stay at home with other women and small children), many patients may be unfamiliar with medical vocabulary. Some anatomic words or phrases will simply not be part of their vocabulary. As it is impossible to understand that for which you do not have words, the health worker may find a need to learn to explain some basic medical concepts. For example, the female genital area is sometimes referred to, especially by women, as *allí abajo* "down there"). With this limited vocabulary, the patient's knowledge of the function of reproductive organs (especially internal) and the urinary tract will be very limited.

Another area of problem vocabulary is that of official forms. They are often written in very formal or technical language that will need explanation to be fully understood. (Official documents can be unintelligible even if you do know the language!)

CLASSROOM USE

This course can also be adapted easily for use in a classroom. Role-playing is a very effective technique. One student is given a patient profile as his role, and one or more students take the role of physician, nurse, or technician.

The use of videotapes of patient interviews [with patient permission] done in Spanish is also a very good learning experience. Be sure to correct the medical inaccuracies.

¡Buena Suerte!

Pronunciation Guide

The phonetics of the Spanish language are simple to master. Each letter has one and only one sound, with two exceptions: "c" and "g." Each of these has two sounds.

PRONUNCIATION OF VOWELS

The vowels in Spanish are:

A pronounced "ah"
E pronounced "eh"
I pronounced "ee"
O pronounced "oh"
U pronounced "oo" When "U" follows a hard "g" or a "q" it is usually silent, unless accented with an umlaut.

Each vowel is always pronounced except:

U is silent when following a hard "g," or "q" or followed by "i" or "e."

Pronunciation Practice

A. Listen to each of the following words and repeat:

a: pronounced "ah"
mamá
papá
abajo
abeja
hacia
más
cabra

e: pronounced "eh"
el
elevar
ejercer
emesia
empeine
embarazo
elegir

i: pronounced "ee"
idea
igual
impedir
infantil
incisión
infinito

o: pronounced as a short "o"
    ojo
    olor
    opaco
    oreja
    óptico
    ótico
    ombligo
    octavo

u: pronounced as a short "oo"
    úlcera
    usar
    uno
    uña
    usted
    úvula
    uremia
    urología
    urticaria

In Spanish there are weak vowels and strong vowels. The strong vowels are A, E, and O. The weak vowels are I and U (and sometimes Y). When two vowels occur together, the stress is on the strong vowel: gui*ar* (to guide), cambi*ar* (to change), soci*al* (social). When two weak vowels come together, or the weak vowel is stressed, the stress is indicated by an accent mark: lí*o* (mess, problem), guí*a* (guide).

PRONUNCIATION OF CONSONANTS

B and V are usually pronounced alike at the beginning of words, as in "bandage." Patients of Mexican origin, however, may pronounce these two letters as in English (as in 'very' and 'bell'). When these two letters appear within a word, they are pronounced much as described before, except that the lips are not quite closed.

Beginning:
    vaca
    burro
    boca
    vagina
    vaso
    bajo
    vena
    va
    bueno

Within word:

abajo
úvula
elevar
cabeza
octávo
nuevo
débil

C has two sounds. When it is followed by "e" or "i," it is pronounced as a soft C:

CE "say": ceja (eyebrow)
centro (center)
célula (cell)
CI "see": medicina (medicine)
cicatriz (scar)
ciego (blind)

When it is followed by "a," "o," or "u," it has a hard sound.

CA "car": cama (bed)
cartón (cardboard)
callo (callus)
CO "cold": coma (coma)
confiar (confide)
comida (meal)
CU "cuticle": cuello (neck)
cuento (story)
curva (curve)
vacuna (vaccination)

CH is in the English word, "chain."
mucho (much)
leche (milk)
muchacha (girl)
chocolate
cheque (check)
churro (doughnut-like pastry)

D is pronounced as it is in English at the beginning of a word, but is softened most to a "th" sound which it is between two vowels. It is often left out at the end of a word.

daño (harm)
voluntad (will)
débil (weak)

dedo (finger, toe)

F is pronounced as in English.

fin (end)

fiebre (fever)

forma (form)

familia (family)

Felipe (Phillip)

G has two sounds, similar to C, and follows the same rule. Soft G is pronounced before "e" and "i."

GE "hay": **ge**nio (genius)

gemelo (twin)

gente (people)

genético (genetic)

GI "hee": **gi**nebra (gin)

gimnasia (gymnastics)

gigante (giant)

When **G** is followed by "a," "o," or "u," it is a hard G, as in "gone."

GA "gadfly": **ga**nar (to gain)

gallina (hen)

gasa (gauze)

ganglio (ganglion)

GO "go": **go**ta (drop)

gonado (gonad)

golpe (stroke, blow)

gonococo (gonococcus)

GU "guru": a**gu**do (sharp)

gusano (worm)

gustar (to taste)

To keep a hard "g" sound before "e" or "i," the "g" changes to "gu." This becomes important when changing tenses.

pa**gué** (I paid)

lle**gué** (I arrived)

guía (guide)

H in Spanish is completely silent.

hilo (thread)

hacia (toward)

hasta (until)

hablar (to speak)

J is pronounced as the aspirated English "h."

jarabe (syrup)

jugar (to plar)
hija (daughter)
julio (July)

K occurs in words of foreign origin and is pronounced as in English.
kilo
kefir

L has the English "L" sound.
lado (side)
labio (lip)
leche (milk)

LL is usually pronounced as the English "y," although people from some South American countries pronounce it "dj."
llama (llama)
llenar (to fill)
llaga (sore, fester)
llanto (weeping)

M is pronounced as in English.
madre (mother)
médico (doctor)
mío (mine)
mano (hand)

N is pronounced as in English.
nariz (nose)
nervio (nerve)
nacer (to be born)

Ñ is pronounced as "ny" (onion).
niño (child)
uña (nail)
mañana (tomorrow)
otoño (autumn)

P is pronounced as in English.
poco (little)
palpar (to palpate)
pica (pica)
pelo (hair)

Q is pronounced as the English "k."

que (that)
queso (cheese)
quiste (cyst)
aquí (here)

R is pronounced as one tap of the tongue on the roof of the mouth, almost as the English "d." When it begins a word, it has a longer, trilling sound.

rubio (blond)
rabia (rage)
raro (rare)
cara (face)
nariz (nose)

RR has a long, trilled sound. To practice, remember the sound a child makes imitating an airplane engine, "rrrrr."

burro (donkey)
rodilla (knee)
diarrea (diarrhea)
cirrosis (cirrhosis)
riñón (kidney)

S is pronounced as in English.

sin (without)
sano (healthy)
síntoma (symptom)
sangre (blood)

T is pronounced as in English.

tiempo (weather)
tono (tone)
tabaco (tobacco)
tener (to have)

V is usually pronounced the same as B, but some groups pronounce it as in English.

vena (vein)
vendaje (bandage)
vacuna (vaccine)
viejo (old)

W occurs in words of foreign origin and has the same sound as in English.

    whiskey

    Washingtoniano

X is pronounced as the English aspirated "h." Some groups, especially of Mexican origin, pronounce it as in English.

    Texas (Texas)

    Xavier

To say x-ray, you use the name of the letter, equis, and say "rayos equis" or "radiografia."

Y is usually pronounced "ee." When it comes before a vowel, it takes on the sound of the y in the word "you."

    mayo (May)

    yo (I)

    y (and)

    ya (already)

    hoy (today)

    muy (very)

Z is pronounced as "ss," although, in some parts, of Spain the "Castilian" accent is used, which changes "z" to a "th" sound. You will rarely hear this in the United States.

    zapato (shoe)

    taza (cup)

    maíz (corn)

    zona (zone)

Spanish is basically an aural oral language (created more for speaking than for writing), and spelling is often altered to maintain consistent pronunciation. If the verb ending necessary to form a tense would change the way a word is pronounced, the spelling is charged to keep the sound consistent. For example: pagar (to pay) has a hard "g" sound. The preterite (past tense) would normally be spelled "page." This would make the "g" soft and change the way the word is said. The added "u" in the correct form, "pague," is used to keep the hard "g" sound.

STRESS AND ACCENTUATION

With these few simple rules you will be able to pronounce, with correct stress, any Spanish word.

In a word which ends in a vowel, N, or S, the stress is on the next-to-last syllable.

*hom*bres (men)   *fe*brero (February)

ca*be*za (head)   *co*men (they eat, you [plural] eat)

(A syllable consists of a consonant and its following vowel -- one strong or accented vowel per syllable, eg, rí/o [river].)

If a word ends in any other consonant, the stress is placed on the last syllable.

cap*az* (capable)   ba*ñar* (to bathe)

lumbocos*tal* (lumbocostal)   mi*tad* (half)

In Spanish, there are weak vowels and strong vowels. The strong vowels are *a, e,* and *o*. The weak vowels are *i* and *u*, and sometimes y. When two vowels appear together, the stress is on the strong vowel.

gu*ia*r

soc*ia*l

camb*ia*r

When two weak vowels appear together, or the weak vowel is stressed, stress is indicated by an accent mark.

l*í*o

gu*í*a

When stress occurs at any other place in a word, or does not follow the above rules, that syllable will be accented:

pica*zón* (itch)   *sín*toma (symptom)

men*tón* (chin)   *mús*culo (muscle)

Pronunciation Practice

Say these words, listen for the correction, and repeat. Example: [you say] ajo _____ (correction) ajo, [you repeat] _____

hijo	días
Xavier	como
hierro	está
nariz	catárro
huevo	aspirina
mañana	teléfono
ceja	riñón
madre	olor
hermana	llamar

CHAPTER 1

DIÁLOGO

1. Repeat each phrase or sentence.

Médico: Buenos días.
¿Cómo está usted?
Paciente: (Muy bien gracias,
    ¿y usted?) No me siento muy bien.
M: ¿Qué le molesta?
P: Tengo catarro, y me duele
    la cabeza. ¿Qué alivia el
    problema?
M: Tome (usted) estas dos
    aspirinas y llámeme
    mañana por teléfono si
    no se mejora.
P: Gracias.
M: De nada.

Doctor: Hello.
How are you?
Patient: (Very well, thank you.
    And you?) I don't feel very well.
What [is it that] is bothering you?
I have a cold and I have a
    headache. What will alleviate
    the problem?
Take these two aspirins, and call
    me in the morning if you
    aren't better.

Thank you.
You're welcome.

2. Repeat the dialogue several times until you can do it without reading.
3. Repeat the dialogue, first taking the part of the physician, then taking the part of the patient.

GENDER OF NOUNS

In Spanish, there are two ways of classifying a noun. It is either "masculine" or "feminine." This has nothing to do with its physical association, but must simply be learned. For example, el ovario (ovary) is masculine; la próstata (prostate) is feminine.

There are some generalizations that can help, however. Nouns that end in -o, -l, -r, -ma, -pa, -ta are usually masculine. Nouns that end in -a, -d, -z, -ion, -umbre, -ie are usually feminine.

feminine	masculine
la vejiga (bladder)	el ojo (eye)
la muchedumbre (crowd)	el dolor (pain)
la serie (series)	el asma (asthma)

la dificultad (difficulty)   el programa (program)
la inyección (injection)   el diafragma (diaphragm)

Some nouns, those referring to animals and human beings, have separate forms for the masculine and feminine genders:

el hombre (man)   la mujer (woman)
el padre (father)   la madre (mother)
el toro (bull)   la vaca (cow)

Some nouns have the same form for masculine and feminine, but the modifiers are changed according to whom you are referring:

el pediatra (male)   la pediatra (female)

Some words have a completely different meaning when their gender is changed from masculine to feminine:

el cura (priest)   la cura (cure)
el frente (front)   la frente (forehead)

There are of course, exceptions to these rules, and their gender is indicated in the dictionary.

THE DEFINITE ARTICLES

"The" is translated by several words in Spanish according to gender and number:

	singular	plural
masculine	el	los
feminine	la	las
neuter	lo	

The article usually precedes the noun and must agree with it in both gender and number:

la cabeta (head)   **las** cejas (eyebrows)
el oído (ear)   **los** ojos (eyes)

"Lo" is used to include an entire idea or concept and thus is neutral.

For the sake of musicality, any noun beginning with a stressed "a" or "ha" uses "el". The noun is still feminine. With the plural form, "las," is used.

el agua (water)   **las** aguas (waters)

Exercises

A. Repeat the sentence, substituting the word given, and using the appropriate article.

Example:

1. Quiero (I want) el teléfono.

_____ aspirinas.

(You say) Quiero las aspirinas.

_____ huevo.   _____ agua.
_____ silla (chair).   _____ inyección.
_____ mamá.   _____ niño.

_____ zapatos.

2. Le miro la garganta (throat).

_____ nariz.   _____ ojos.
_____ cara.   _____ rodilla.
_____ llagas.   _____ frente.

B. Repeat the word, placing the approptiate article in front of it.

_____ termómetro   _____ ácido
_____ aspirina   _____ lengua
_____ hombre   _____ mujer
_____ dificultad   _____ diafragma
_____ actitud   _____ catarro
_____ dolor   _____ nariz

FORMATION OF PLURAL

To form the plural of a noun ending in an unstressed vowel, add "s" to the singular:

la ore**ja** (ear)   las ore**jas** (ears)
el de**do** (finger)   los de**dos** (fingers)

When a noun ends in an unstressed "is" or "es," no plural ending is needed:

el viern**es** (Friday)   los viern**es**

When a noun ends in a consonant or a stressed vowel, add "es" to form the plural:

el olo**r** (odor)   los olor**es**
la le**y** (law)   las ley**es**
el riñó**n** (kidney)   los riñon**es**

When a noun ends with a "z," the "z" changes to "ces" to form the plural:

la vo**z** (voice)   las vo**ces**

Oral Exercises

A. Repeat the sentence, changing the boldface word (and its article) to the plural.

Example:

1. Veo el **ojo.**

_____ ojos.

(you say) Veo los ojos.

_____ la rodilla.   _____ la oreja.
_____ el termómetro.   _____ la llaga.

2. Necesito el **termómetro.**

_____ programa.   _____ vendaje.
_____ vacuna.   _____ hilo.

B. Repeat the noun and article given, and then change to the plural form.

1. el hijo _____   6. la alergia_____
2. la bacteria _____   7. el juez (judge) _____
3. la uña_____   _____
4. el menor (youngest)   8. el día _____
   _____   9. elchico _____
5. la niña _____   10. la dificultad_____

C. Place the correct article before the noun:

a. _____ niño   f. _____ brazos
b. _____ boca   g. _____defecto
c. _____ visión   h. _____ amistad
d. _____salud   i. _____ médico
e. _____ catarro   j. _____superficie

D. Form the singular or plural for the noun, as needed:

1. hospital _____   4. enfermedad _____
2. casas _____   5. teléfono _____
3. actriz _____   6. infección _____

SUBJECT-PRONOUNS

In Spanish, the personal pronouns are:

	Singular		Plural	
Yo	I		Nosotras (all-female group)	We
			Nosotros (if there is one male in the group)	We
Tú	You (familiar)		Vosotros (not much used)	You
Él	He		Ellos (masculine)	They
Ella	She		Ellas (all feminine)	They
Usted (Ud.)	You (polite)		Ustedes (Uds.) (polite)	You

As you look at the above table, you will notice that there are four words for "you." The familiar "tú" form is used with children, friends, and family, and, if you are a student, with any other student. *Vosotros* (the plural form) is rarely used, and the verb conjugations for it will not be included in this course of study. The polite forms (usted and ustedes) are used with most other people (patients, elderly people, new acquaintances, formal situations, and when in-doubt). The plural forms of "you" are used when addressing more than one person.

FORMATION OF THE PRESENT TENSE --
REGULAR VERBS

There are three types of verbs in Spanish:

those ending with -*ar* (1st conjugation verbs)

those ending with -*er* (2nd conjugation verbs)

those ending with -*ir* (3rd conjugation verbs).

To form the present tense, the ending is removed from the infinitive form
and personal endings are added to the stem:

example: respir*ar*

        stem   infinitive ending

                                      (to _____)

Each of the personal endings stands for a specific person. Once you may
learn them, you will not often need to use personal pronouns. You may
need them, however, to clarify the third person endings (el, ella, usted,
ellos, ellas, ustedes) if the subject of the sentence is not clearly understood.
For example, you are conversing with two people and ask the question,
"fuma?" This could refer to either of the two people. To clarify, you might
say, "Fuma él?" to indicate the other.

First conjugation (-ar verbs)

Respirar - to breathe			
Yo	respiro	I breathe I am breathing I do breathe	
Tú	respiras	Nosotros	respir**amos**
Él		Ellos	
Ella	respira	Ellas	respir**an**
Ud.		Ustedes	

There is a list of -ar verbs on page 7.

Exercises

A. Please repeat:

    Yo respiro   nosotros respiramos

    tú respiras

    él   ellos

    ella   } respira   ellas   } respiran

    usted   ustedes

B. Complete the sentence by using the appropriate verb form:

Hablar

1. Yo **hablo** español.

(I speak Spanish.) _____   Nosotros _____

Tú _____

Él _____   Ellos _____

Ella _____   Ellas _____

Usted _____   Ustedes _____

2. Yo **no hablo** inglés.

(I do not speak English.)   Nosotros _____

Tú _____

Él _____   Ellos _____

Ella _____   Ellas _____

Usted _____   Ustedes _____

C. Complete the sentence according to the clue, substituting the corresponding verb form:

1. Yo espero al médico (I am waiting for the doctor.)

Ellos _____   Nosotros _____

Tú _____   Ustedes _____

2. Él escucha al paciente. (He is listening to the patient.)

Tú _____   Ellas _____

Yo _____   Usted _____

3. Ellos necesitan ayuda. (They need help.)

Yo _____   Nosotros _____

Ellas _____   Tú _____

4. Tú trabajas demasiado. (You work too much.)

Yo _____   Ella _____

Usted _____

D. Answer the question with a positive response.

Example:

¿Fuma usted mucho?   *Si, yo fumo mucho.*

1. ¿Habla usted español? _____
2. ¿Llora mucho el niño? _____
3. ¿Vomita [ella] mucho? _____
4. ¿Fuma cigarrillos Juan? _____
5. ¿Respira usted bien? _____
6. ¿Respira bien el bebé? _____
7. ¿Sangra usted fácilmente (easily)? _____
8. ¿Sangra fácilmente la nena? _____
9. ¿Habla bien el niño? _____
10. ¿Hablan bien [ellos]? _____
11. ¿Anda bien el bebe? _____
12. ¿Anda bien [usted]? _____

Repeat after me:

Verbos -- 1a conjugación (-ar ending)

abortar	to abort
aceptar	to accept
agravar	to aggravate
altercar	to argue
aliviar	to alleviate
amar	to love
andar	to walk
arrestar	to arrest
ayudar	to help
cansar	to tire out
contestar	to answer
cortar	to cut
curar	to cure
dejar	to leave
desarrollar	to develop
descansar	to rest
desear	to wish, to want
dudar	to doubt
enseñar	to teach, to show
entrar	to enter
eructar	to burp
escuchar	to listen to
esperar	to hope, to wait for
estudiar	to study
examinar	to examine
explicar	to explain
fumar	to smoke
funcionar	to function
ganar	to win, to earn
gastar	to spend
hablar	to speak
hallar	to find
hinchar	to swell
invitar	to invite
llamar	to all
llegar	to arrive
llevar	to carry, to wear
llorar	to cry
mandar	to order
matar	to kill
mejorar	to improve, to get better

menstruar	to menstruate
mirar	to look at
molestar	to bother, to annoy
necesitar	to need
olvidar	to forget
orinar	to urinate
pagar	to pay
pasar	to happen, to pass, to spend time
pesar	to weigh
picar	to itch, to sting
preparar	to prepare
quitar	to remove, to take off
respirar	to breath
sacar	to take out, to remove
sangrar	to bleed
señalar	to indicate, to signal
terminar	to finish
tocar	to touch
tomar	to take, to drink
trabajar	to work
tragar	to swallow
usar	to use
vendar	to bandage
viajar	to travel
visitar	to visit
vomitar	to vomit
zumbar	to ring (the ears), to buzz

Second conjunction (-er verbs)

Comer - to eat			
Yo	como	I eat I am eating I do eat	
Tú	comes	Nosotros	comemos
Él Ella Ud.	come	Ellos Ellas Ustedes	comen

There is a list of -er verbs on page 10.

Exercises

A. Repeat after me:

Yo **aprendo** (I learn, am   nosotros aprendemos
learning, do learn.)
tú aprendes
él   ellos
ella   aprende   ellas   aprenden
usted   ustedes

B. Complete the sentence by using the appropriate verb form:

Comer

Yo **como** demasiado.

(I eat too much.) _____   Nosotros _____

Tú _____   Ellos _____

Ellas _____   Ella _____

Ustedes _____   Usted_____

Toser

Yo **toso** mucho

(I cough a lot.) _____   Nosotros _____

Tú _____

El _____   Ellos _____

Ellas _____   Ella _____

Usted _____   Ustedes _____

C. Complete the sentence according to the clue, substituting the corresponding verb form:

1. El hombre bebe mucho alcohol. (The man drinks a lot of alcohol.)

   Tú _____   Ellas _____

   Nosotros _____   Usted_____

2. Yo no comprendo los exámenes. (I do not understand the exams.)

   Usted_____   Él _____

   Ustedes _____   Tú _____

3. El corre todos los días. (He runs every day.)

   Yo _____   Tú _____

   Ellos _____   Nosotros _____

4. Juan promete venir mañana. (Juan promises to come tomorrow.)

   Yo _____   Juan y María _____

   Nosotros _____   Usted_____

   Tú _____

D. Please answer the questions with a positive response:

1. ¿Come usted todos los días? (every day) _____

2. ¿Lee usted mucho? _____

3. ¿Comprende usted las instrucciones?_____

4. ¿Bebe mucho líquido, el bebé?_____

5. ¿Comprenden ustedes las preguntas? (questions) _____
6. ¿Tose usted con flema? (with phlegm)
7. ¿Aprende usted fácilmente? (easily)_____

Verbs -- 2a conjugation (-er endings)

aprender	to learn
beber	to drink
comer	to eat
comprender	to understand
correr	to run
creer	to believe
deber	to owe, should
leer	to read
meter	to put (in)
prometer	to promise
suceder	to happen, to turn out
temer	to be afraid
toser	to cough
vender	to sell

Third Conjugation (-ir verbs)

Vivir - to live			
Yo	vivo	I live I am living I do live	
Tú	comes	Nosotros	comemos
Él Ella Ud.	vive	Ellos Ellas Ustedes	viven

There is a list of -ir verbs on page 12.

Exercises

A. Repeat after me:

Yo escribo (I write, am writing, do write)

Tú escribes

Él			Ellos		
Ella	}	escribe	Ellas	}	escriben
Usted			Ustedes		

B. Complete the sentence using the appropriate verb form:

Sufrir

Yo sufro mucho. (I am suffering)

Tú sufres

Él			Ellos		
Ella	}	sufre	Ellas	}	sufren
Usted			Ustedes		

Abrir

Yo abro la puerta. (I open the door)

Tú abres

Él			Ellos		
Ella	}	abre	Ellas	}	abren
Usted			Ustedes		

C. Complete the sentence according to the clue, substituting the necessary verb form:

1. Yo vivo en California. (I live in California.)

   Juanita_____

   Él _____

   Tú _____

   Carlos y Juan _____

   Usted_____

2. Ella no permite el examen (She does not permit the examination.)

   Tú _____

   Ellas _____

   Nosotros _____

   Usted_____

3. El niño finge dolor. (The little boy is faking pain.)

   María y yo_____

   Ella _____

   Tú _____

   Ellos _____

4. Él no sube la escalera. (He is not going up the stairs.)

   Yo _____

   Usted_____

   Usted y yo_____

   Juanita_____

D. Please answer the questions with a positive response:

1. ¿Permite usted la operación? _____

2. ¿Recibe usted inyecciones para (for) alergia? _____

3. ¿Sube escaleras el abuelo (grandfather) con facilidad? (easily)_____

   _____

    4. ¿Vive usted en Florida? _____

    5. ¿Sufre usted de diabetes? _____

Verbos -- 3a conjugacion (-ir endings)

abrir	to open
escribir	to write
fingir	to feign, to pretend
permitir	to permit
recibir	to receive
subir	to go up, to rise
vivir	to live

Written Exercises

Use the correct for of the verb:

    1. El médico _____ la garganta del paciente.
                    mirar

    2. Los estudiantes no _____ mucho.
                        trabajar

    3. Los tobillos (ankles) se _____ .
                          hinchar

    4. Yo _____ el caso para presentación.
               preparar

    5. El hombre dice que el hígado (liver) no le _____ .
                                        funcionar

    6. ¿_____ usted la medicina?
        tomar

    7. Todos _____ demasiado aquí.
              comer

    8. Yo no te (you) _____ .
                  comprender

    9. ¿_____ el niño mucho por la noche?
        toser

    10. ¿Qué _____ los niños con la comida (meal)?
           beber

    11. El paciente _____ la boca para mostrar la garganta (to show
        his throat).   abrir

    12. Manolo _____ no ir al hospital.
            decidir

    13. Juan _____ del dolor (pain) de su herida (of his wound).
           sufrir

    14. El paciente _____ todavia (still).
             vivir

    15. Muchas personas _____ anteojos (glasses).
            llevar

CHAPTER **2**

DIÁLOGO
Repeat each phrase or line after me.

Paciente: No sé qué tengo.
No tengo fiebre, pero me
duele todo el cuerpo.
Médico: Vamos a ver. ¿Tiene
nauseas o diarrea?

P: Si, ambas cosas, pero no fuerte.
M: Voy a poner el termómetro
debajo de la lengua. Labios
cerrados, por favor.
(Pasan tres minutos)
M: Sí, tiene un poco de fiebre*
y las glándulas inflamadas.
¿Tiene otros problemas?
P: Ningún otro problema.
M: Me parece que es simplemente
un gripe, y que va a pasar dentro
de dos o tres días sin medica-
mentos.
P: Gracias. Adios. Hasta la vista.

Patient: I don't know what is
wrong [with me]. I don't have
a fever, but my whole body hurts.
Doctor: Let's see. Are you
nauseated or do you have
diarrhea?

Yes, both things, but not badly.
I am going to put the thermo-
meter under your tongue.
Lips closed, please.
(Three minutes pass)
Yes, you have a little fever and
swollen glands. Do you have
other problems?
No other problem.
It seems [to me] to be simply a
grippe that will be over
inside of two or three
days without medication.
Thank you. Goodbye.

*The word "calentura" is used by many Mexican-American speakers to indicate fever.
With other groups, however, this has sexual connotations.

FORMATION OF QUESTIONS

A question is formed by reversing the subject-verb order to that of verb-subject. For example, "Usted tiene dolor," becomes "¿Tiene usted dolor?"

There are always two (written) question marks. One falls at the end of the sentence; the other is at the beginning and is inverted.

Sometimes a question is formed orally by simply raising the voice instead of inverting the statement:

¿[yo] tengo fiebre?

Both methods are acceptable.

Exercises

Repeat each of the following statements, and then change it into a question.
example:

> Teacher: (Yo) tengo fiebre.
> Student: (Repeat)
> Student: ¿Tengo fibre?
> Correction: ¿Tengo fibre?

A.

1. El bebé tose mucho. ¿_____?
2. Ellas estudian. ¿_____?
3. Juan tiene muchos problemas. ¿_____?
4. La medicina cura la infección. ¿_____?
5. Juanita sangra fácilmente (easily). ¿_____?
6. (Tú) hablas español. ¿_____?
7. Marco respira bien. ¿_____?
8. Carlos y Juan trabajan en el campo. ¿_____?
9. Ustedes beben mucho vino. ¿_____?
10. La mujer toma la medicina. ¿_____?

FORMATION OF NEGATIVES

To make a negative statement, place the word "no" directly in front of the verb.

There are also several other negative words that, when used with "no" to make a negative, follow the verb.

Yo no veo *nada*.	I see nothing.
Carlos no fuma *nunca*.	Carlos never smokes.
No habla *nadie*.	No one speaks.
No tengo *ninguno* de los papeles.	I have none of the papers.
No quiero este *tampoco*.	I don't want this one either.

Ni..."ni" is used when there are two things being designated.

No es necesario *ni* medicina *ni* operación.	Neither medicine nor an operation is necessesary.

When a sentence begins with a negative word, it comes directly before the verb, eliminating the use of "no."

Nadie viene.	No one is coming.
(or, No viene *nadie*.)	
Juan *nunca* toma medicina.	Juan never takes medicine.
(or, Juan *no* toma *nunca* medicina)	
Ni hierbas ni aspirinas alivian el dolor.	Neither herbs nor aspirin alleviate pain.
(or, *No* alivian el dolor *ni* hierbas *ni* aspirinas.)	

Ninguno changes form. Before a feminine noun, it becomes "ninguna" and before a masculine noun, "ningún":

ninguna persona

ningún trabajo

Oral Exercises

B. Repeat the sentence, and then change it to a negative.

1. Me duele todo (everything). _____
2. Habla o la madre o la muchacha. _____
3. Sara siempre (always) promete ayuda. _____
4. Todos fuman. _____
5. Ella tiene gripe o catarro. _____
6. Veo a alguien (someone) en la oficina. _____
7. Quiero (I want) ver al doctor. _____
8. El siempre toma la medicina. _____
9. El doctor está (is) aquí. _____
10. Necesito todo. _____

Written Exercises

Translate the English word into Spanish:

1. No puedo oir _____.
   nothing
2. _____ me dice la verdad (truth).
   No one
3. Yo _____ voy a ver al médico.
   never
4. No llevo _____ anteojos _____ lentes de contacto.
   neither   nor
5. _____ de las medicinas me alivia el dolor.
   None

B. Answer each of the questions negatively:

1. ¿Toma usted mucha medicina? _____
2. ¿Oye usted todo? _____
3. ¿Llora mucho el niño? _____
4. ¿Siempre (always) estudia usted? _____
5. ¿Aprende usted todo? _____
6. ¿Corre usted todos los días? _____
7. ¿Siempre sufres del dolor de cabeza? _____

PRESENT TENSE OF IRREGULAR VERBS

Most irregular verbs are in the category of "stem-changing verbs." That is, they not only change the endings, but also there is a change in the stem of the verb. In the present tense, the stem changes in the singular conjugations and in the third person plural: yo, tú, él, ella, usted, ellos, ellas, and ustedes.

There are three groups of stem-changing verbs:

1. **e to ie**

   empezar - to begin   Nosotros   empezamos
   Yo empiezo
   Tú empiezas

   Él   ⎫   Ellos   ⎫
   Ella   ⎬ empieza   Ellas   ⎬ empiezan
   Usted   ⎭   Ustedes   ⎭

2. **o to ue**

   dormir - to sleep
   Yo duermo   Nosotros   dormimos
   Tú duermes

   Él   ⎫   Ellos   ⎫
   Ella   ⎬ duerme   Ellas   ⎬ duermen
   Usted   ⎭   Ustedes   ⎭

3. **e to i**

   pedir - to ask for
   Yo pido   Nosotros   pedimos
   Tú pides

   Él   ⎫   Ellos   ⎫
   Ella   ⎬ pide   Ellas   ⎬ piden
   Usted   ⎭   Ustedes   ⎭

Some important stem-changing verbs are:

acordarse	(ue)	to remember
acostarse	(ue)	to lie down, to go to bed
almorzar	(ue)	to have lunch
apretar	(ie)	to press, to apply pressure
cerrar	(ie)	to close
comenzar	(ie)	to begin
consentir	(ie)	to consent

contar	(ue)	to count
costar	(ue)	to cost
despertarse	(ie)	to wake up
dolor	(ue)	to hurt
dormir	(ue)	to sleep
empezar	(ie)	to begin
encontrar	(ue)	to find
entender	(ie)	to understand
jugar	(ue)	to play
mentir	(ie)	to lie
morir	(ue)	to die
mostrar	(ue)	to show
mover	(ue)	to move
pedir	(i)	to ask
pensar	(ie)	to think
perder	(ie)	to lose
probar	(ue)	to prove, to test
recordar	(ue)	to remember
repetir	(i)	to repeat
sentarse	(ie)	to sit
sentir	(ie)	to feel
soñar con	(ue)	to dream of
seguir	(i)	to follow
vestirse	(i)	to dress (oneself)
volver	(ue)	to return

Oral Exercises

A. Say the sentence, and then repeat it, changing the singular verb to plural and vice versa.

Examples:

    a. Yo veo al médico.

       Vemos al médico.

    b. Ellos pueden venir.

       Él puede venir.

1. Yo entiendo el problema. _____ .
2. Ellos no duermen mucho. _____ .
3. Ella se sienta en la silla. _____ .
4. Repetimos las palabras. _____ .
5. Cierro la puerta. _____ .
6. Vuelvo en seguida. _____ .
7. Yo siento el latido. _____ .
8. Ellos van a la clínica. _____ .
9. ¿Recuerda usted el nombre del médico? _____ .
10. Yo veo al paciente. _____ .

B. Answer the questions as indicated by the clue, using the correct form of the verb:

1. ¿Duerme usted bien? No, _____
2. ¿Empieza usted a estudiar español? Sí, _____
3. ¿Siente dolor el paciente? Sí, _____
4. ¿Juega mucho el niño sano (healthy)? Sí, _____
5. ¿Encuentran ellos las respuestas (answers)? No, _____
6. ¿Consiente el paciente a la operación? No, _____ .

Written Exercises

A. Write the verb conjugating it to the subject indicated:

1. pedir-yo _____

    ellos _____

    nosotros _____

2. costar-la medicina _____

    el libro _____

    las pastillas _____

3. dormir-tú _____

    usted _____

    yo _____

4. entender-yo _____

    ella _____

    tú _____ .

B. Translate into Spanish using stem-changing verbs:

  1. The patient is not dying. _____

  _____

  2. I do not understand. _____

  _____

  3. They are beginning now (ahora)._____

  _____

  4. Do you remember the dream (sueño)? _____

  _____

Some verbs are irregular only in the first person singular:

caber (to fit)	yo quepo
caer (to fill)	yo caigo
conocer (to know, to be acquainted)	Yo conozco
dar (to give)	yo doy
hacer (to do)	yo hago
poner (to put)	yo pongo
saber (to know)	yo sé
salir (to leave)	yo salgo
traer (to bring)	yo traigo
ver (to see)	yo veo

Other verbs must simply be memorized. Some of these are dealt with in other chapters.

decir (to say)	yo digo	tú dices	él dice
	nosotros decimos		ellos dicen
ir (to go)	Yo voy	tú vas	él va
	nosotros vamos		ellos van
oir (to hear)	Yo oigo	tú oyes	él oye
	nosotros oímos		ellos oyen
poder (to be able)	yo puedo	tú puedes	él puede
	nosotros podemos		ellas pueden
querer (to want)	yo quiero	tú quieres	él quiere
	nosotros queremos		ellos quieren
tener (to have)	yo tengo	tú tienes	él tiene
	nosotros tenemos		ellos tienen
venir (to come)	yo vengo	tú vienes	él viene
	nosotros venimos		ellas vienen

"IR A" CONSTRUCTION

By using "ir a," plus an infinitive, you can create a sentence in the future tense. For example:

    Voy a salir.   I am going to leave.

    Ella va a traer las aspirinas.   She is going to bring the aspirins.

"Vamos a" plus infinitive can also mean "Let's."

    Example:

    Vamos a ver.   Let's see.

    Vamos a hacer el trabajo.   Let's do the work.

Exercises

A. Listen to the infinitive, and say the "yo" form of the verbs:

    1. jugar _____   6. ir _____

    2. perder _____   7. traer _____

    3. ver _____   8. morir _____

    4. dar _____   9. tener _____

    5. oír _____   10. poder _____

B. Repeat the sentence changing the verb to the correct form, according to the clue:

1. No quiero tomar la medicina.

    El niño

    Ellas

    Tú

2. Ella va a oír mejor.

    Usted

    Ellos

    Tú

3. Él trae la muestra al laboratorio.

    Yo

    Nosotros

    Ellas

4. Ella viene todos los días.

    Ustedes

    Él

    Tú

5. Salgo del hospital.

    Nosotros

    Él

    Ellas

    Usted

SABER VERSUS CONOCER

Both of the verbs are translated as "to know," although they have different meanings.

Saber means to "know a fact," or "to know how."

Example:

Yo sé esquiar (ski).   I know how to ski.

Conocer means "to be acquainted with."

Example:

Yo le conozco al médico   I know the doctor

Yo conozco Sacramento   I know Sacramento. (because I live there)

Oral Exercises

A. Complete the sentence using the correct form of either **conocer** or **saber**, when necessary:

1. Yo no _____ hablar inglés (English).
2. ¿ _____ tú al pediatra?
3. Yo _____ que ella no tiene teléfono.
4. Tampoco _____ él el problema.
5. Ellos le _____ a Pedro.
6. Ellas _____ el nombre del hospital.
7. Nosotros no le _____ a la madre del paciente.
8. ¿ _____ usted hacer el ejercicio?
9. El no _____ cuál es la medicina que toma.

B. Answer the following questions, according to the clue:

1. ¿Quiere usted venir mañana? Sí, _____
2. ¿Hace usted el examen? No,_____
3. ¿Sabe usted mucha medicina? Sí,_____
4. ¿Ve usted todas las letras? No, _____
5. ¿Puede usted oir bien los sonidos? Sí, _____
6. ¿Va usted al hospital? Sí, _____

Written Exercises

A. Complete the sentence by translating the English word into Spanish.

1. Nosotros _____ dos hermanos.

      have
2. Nunca _____ bien.

      sleep
3. El paciente _____ dolor del pecho (chest).

      has
4. ¿ _____ tú hacer la prueba (test)?

  Do you want
5. Yo _____ la medicina.

    am bringing

6. Ellos se _____ ir del hospital mañana.
            going to

7. Yo _____ las palabras.
      am saying

8. _____ las respuestas (answers)?
      Do you know

9. Qué _____ ustedes?
        are you doing

10. ¿Cuánto _____ las pastillas (pills)?
         do they cost

B. Conjugate the following verbs for:

	Yo	Usted	Nosotros	Ellas
1. poder				
2. hacer				
3. ir				
4. tener				
5. venir				
6. seguir				
7. pensar				
8. morir				
9. dormir				
10. entender				

COMPREHENSION

Patient with "Flu"

Vocabulario

al	upon (when followed by an infinitive)
al ver	upon seeing
deshidración	dehydration
escasez de orín	lack of urine
falta de elasticidad de la piel	lack of elasticity of the skin
ojos hundidos	"sunken" eyes

Viene una madre con su bebé a verle al doctor.

La niña tiene un año y está enferma.

El doctor le hace la pregunta a la madre: "¿Qué tiene la niña?"

La madre dice, "La niña tiene nauseas, y vomita mucho.
     Tiene fiebre de 103° y diarrea. Estoy muy preocupada."

El médico: "Voy a examinale a la niña a ver qué tiene. Los oidos, bien. La garganta, bien. Las amígdalas, bien. Creo que tiene un gripe, pero está un poco deshidratada y necesita tomar líquidos.
     Le voy a dar un líquido especial que le va a ayudar. Aquí están las instrucciones."

Preguntas (questions) Answer the questions according to what has been said in the comprehension:

1. ¿Cuáles problemas tiene la niña?
2. ¿Quién trae a la niña al médico?
3. ¿Qué ve el doctor al examinar a la niña?
4. ¿Qué le da a la madre?

La Oreja - The Ear

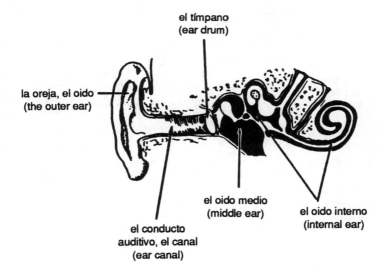

el tímpano
(ear drum)

la oreja, el oido
(the outer ear)

el oido medio
(middle ear)

el oido interno
(internal ear)

el conducto
auditivo, el canal
(ear canal)

La Cabeza - The Head
La Cara - The Face

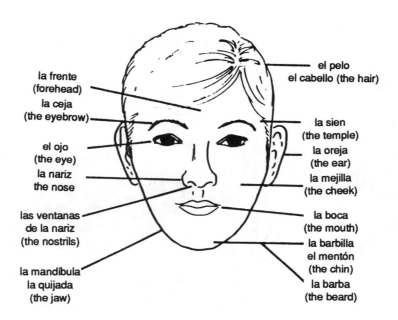

la frente
(forehead)

la ceja
(the eyebrow)

el ojo
(the eye)

la nariz
the nose

las ventanas
de la nariz
(the nostrils)

la mandíbula
la quijada
(the jaw)

el pelo
el cabello (the hair)

la sien
(the temple)

la oreja
(the ear)

la mejilla
(the cheek)

la boca
(the mouth)

la barbilla
el mentón
(the chin)

la barba
(the beard)

Chapter 3

DIÁLOGO
Repeat each phrase or sentence.

Médico: Buenos días.
 Pasen (ustedes) por favor.
 ¿Cuál es su mal?
Niño: No me siento bien.
Madre: El niño no se siente bien.
M: Tienes algún dolor?
N: Sí. Me duelen* los oídos y no
 oigo bien.
Madre: También tiene catarro y fiebre.
M: Te voy a mirar los oídos, los ojos,
 y la boca, y te voy a escuchar
 el corazón.
(Después de examinarle, a la madre)

Sí. Tiene infección de ambos
 oídos, pero no tiene nada más.
 Tome esta receta médica** a la
 farmacia, y dele una pastilla cada
 cuatro horas. Por favor, vuelvan
 de hoy en ocho días.

Doctor: Hello. Come into
 the office please.
What is wrong?

Mother: The boy doesn't feel well
Does something hurt you?
Yes. My ears hurt and I don't hear
 well.
He also has a cold and fever.
I am going to look at your ears,
 eyes, and mouth, and listen
 to your heart.
(After examining him, to the
 mother:)

Yes. He has an infection in both
 ears, but he does not have
 anything else. Take this prescription to the pharmacy, and
 give him one pill every four
 hours. Please return one week
 from today.

*The possessive, my, is never used with parts of the body in Spanish. To get around this, the reflexive is often used (or, in the case of a non-reflexive situation, an object pronoun). For example:

Me peino el pelo.   I comb my hair.

Le peino el pelo.   I comb her hair.

**"receta" also means recipe.

REFLEXIVE VERBS
When the action reflects back upon the subject, a reflexive pronoun is used with the verb:

Me lavo la cara.   I wash (myself) the face.

Me siento en la silla.   I sit down (seat myself) in the chair.

The reflexive pronouns are:

singular:		**plural:**	
me	myself	nos	ourselves
te	yourself (familiar)		
se	yourself (polite)	se	yourselves (polite)
	himself		themselves
	herself		

The reflexive pronouns precede the verb in present, past, and future tenses. With the command, present participle, and infinitive, it is attached at the end. This will be covered in later chapters.

As some of the reflexive verbs are not reflexive in English, they must be learned. The following are some of the more useful ones.

Repeat after me:

acordarse	to remember
acostarse	to go to bed
asustarse	to be startled, frightened
bañarse	to take a bath
caerse	to fall down
callarse	to be quiet
cansarse	to become tired
casarse (con)	to be married
curarse	to recover
desayunarse	to eat breakfast
desvestirse	to undress
dormirse	to fall asleep
enfadarse	to become angry
enojarse	to become angry
equivocarse	to be mistaken
esconderse	to hide
hacerse	to become (followed by a noun)
irse	to go away
lavarse	to get washed
llamarse	to be called, named
levantarse	to get up

marcharse	to go away
mejorarse	to get better
pararse	to stop, to stand up
peinarse	to comb one's hair
ponerse	to put on, to become (plus adjective)
quedarse	to remain, to stay
quejarse	to complain
quitarse	to take off (clothes)
sentarse	to sit down
sentirse	to feel (health)
subirse	to go up
vestirse	to get dressed

Oral Exercises

A. Repeat the sentence, changing the verb according to the clue:

1. Él *se baña* todos los días.

   Nosotros _____

   Tú _____

   Ellas _____

   Usted_____

2. El paciente *se queja* de todo.

   Usted_____

   Carmen _____

   Ellos _____

   Nosotros _____

   Tú _____

3. No *me equivoco* nunca.

   Ella _____

   Juan y María _____

   Nosotros _____

   Usted_____

   Tú _____

4. Él *se mejora* rápidamente (quickly).

   Tú _____

   Usted_____

   Ella _____

   Ustedes _____

5. El niño *se esconde* del médico.

    Juanita _____

    Ustedes y yo _____

    Tú _____

    Ellas _____

6. Él *se asusta* fácilmente.

    Yo _____

    Ellos _____

    Usted _____

    Nosotros _____

7. Usted *se quita* el sombrero.

    María _____

    Tú _____

    Yo _____

8. *Me levanto* a las siete.

    Usted _____

    Alberto _____

    Ella _____

    Juan y yo _____

9. Él *se va* de California.

    Yo _____

    Tú _____

    Carlos y usted _____

    Ellas _____

10. Carlos *se enfada* mucho.

    María _____

    Yo _____

    Nosotros _____

    Usted _____

    Tú _____

11. No *me acuerdo* de las instrucciones.

    Alba _____

    Tú _____

    Ellos _____

Written Exercises

A. Write the verbs in the present tense for the person indicated:

1. Yo   levantarse   llamarse   bañarse

    _____

2. Nosotros   mejorarse   sentarse   curarse

    _____

3. Tú   vestirse   ponerse   dormirse

_____

4. María y Carlos   quedarse   desayunarse callarse

_____

5. Ella   asustarse   sentirse   enojarse

_____

B. Translate the following into Spanish:
1. He becomes angry frequently (con frecuencia). _____

_____

2. I am mistaken. _____
3. The child is getting better. _____
4. They are getting washed. _____
5. We are sitting down. _____

NÚMEROS

The cardinal numbers in Spanish are:

uno	1	veinte y dos	22
dos	2	treinta	30
tres	3	cuarenta	40
cuatro	4	cincuenta	50
cinco	5	sesenta	60
seis	6	setenta	70
siete	7	ochenta	80
ocho	8	noventa	90
nueve	9	cien	100
diez	10	_(before another_	
once	11	_number cien becomes_	
doce	12	_ciento: ciento tres -103;_	
trece	13	_ciento veinte y dos 122.)_	
catorce	14		
quince	15	doscientos (as)	200
diez y seis	16	trescientos (as)	300
(dieciseis)		cuatrocientos (as)	400
diez y siete	17	quinientos (as)	500
diez y ocho	18	seiscientos (as)	600
diez y nueve	19	setecientos (as)	700
veinte	20	ochocientos (as)	800
veinte y uno	21	novecientos (as)	900
(veintiuno)		mil	1000

Cardinal numbers do not change gender. The exceptions are uno and any variety of ciento:

un hombre

una mujer

veinte y un hombres

veinte y una mujeres

doscientos pacientes

cien libros

"Y" is used only in numbers 16 through 99, not between a "hundred" and another number:

diez y seis

noventa y nueve

ciento dos grados (degrees)

Oral Exercises

1.	99	6.	975	11.	34
2.	55	7.	76	12.	1067
3.	48	8.	89	13.	1071
4.	103	9.	64	14.	26
5.	32	10.	1209	15.	101

B. Say the sentence aloud, reading the number in Spanish:

1. El niño tiene un fiebre de 104°.
2. ¿Cuánto pesa usted? Peso 162 libras.
3. El bebé pesa 10 libras, 8 onzas y mide (measure) 24 pulgadas (inches).
4. El bebé mide 19 pulgadas.
5. Gano 375 dólares al mes (cada mes).

Written Exercises

A. Write the following numbers in Spanish

1. 14 hombres _____
2. 1 muchacha _____
3. 99 grados _____
4. 4 meses (months) _____
5. 90 años (years) _____
6. 128 libras _____
7. 210 libras _____
8. 12 pulgadas _____

LA HORA (time)*

Time expressions in Spanish are quite simple. Time (la hora) is feminine and time expressions always use the verb "ser" (to be).

When referring to one o'clock, the singular, "es", is used. For any other hour, the plural "son" (they are) is used.

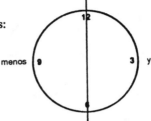

First the hour is given, then the minutes:
Es la una y cinco. It is 1:05.
"Y" is used up to half past the hour:
Es la una y treinta. It is one-thirty.

     1:00 Es la una
     1:05 Es la una y cinco.
     1:10 Es la una y diez

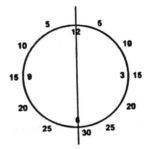

After half past the hour, the minutes are taken away from the next hour:
     Son las dos menos cinco.
     5 minutes to 2:00 or
     2:00 minus 5 minutes
     1:55 Son las dos menos cinco.
     1:50 Son las dos menos diez.
     1:45 Son las dos menos quince.

As in English, 15 minutes after is also "quarter past," **y cuarto**. Thirty minutes after if "half past," **y media**.

     Other time expressions are:

¿A qué hora?	At what time
a la una	at ___ o'clock
a las dos, etc	
a eso de la una	at about one
de la mañana	in the morning
de la tarde	in the afternoon (up to 8 or 9 at night)
de la noche	at night
día	day
mediodía	noon
noche	night
medianoche	midnight
en punto	exactly, sharp

---

*"El tiempo," which English-speaking people often mistake for "time" means "the weather."

Exercises

A. Answer the question according to the clock (reloj):

¿Qué hora es?

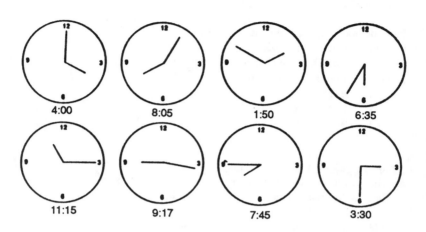

| 4:00 | 8:05 | 1:50 | 6:35 |

| 11:15 | 9:17 | 7:45 | 3:30 |

B. Say the sentence, completing it with the necessary Spanish word or words:

1. Voy a llegar al hospital _____ .

   at four o'clock

2. ¿ _____ puedes venir?

   At what time

3. Son _____ .

   10:30 a.m.

4. El médico va a venir _____ .

   at 9:15 sharp

5. ¿_____? Son las _____ .

   What time is it?   2:00

INDEFINITE ARTICLES

The indefinite articles (a, an some), like the definite articles, must agree in gender and number with the nouns they modify.

un patólogo	a pathologist (male)
una enfermedad	an illness
unos mosquitos	some mosquitos
unas drogas	some drugs

Exercises

Say the noun, inserting the correct indefinite article:

1. _____ termómetro
2. _____ ojo
3. _____ dedos
4. _____ resfriado
5. _____ niña

6. _____ aspirinas
7. _____ visión
8. _____ enfermera
9. _____ glándulas
10. _____ problemas

La Boca - The Mouth

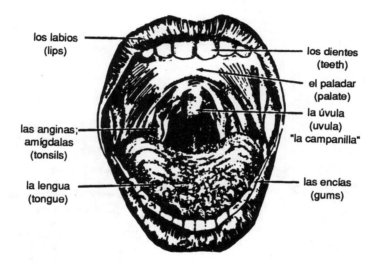

los labios
(lips)

los dientes
(teeth)

el paladar
(palate)

la úvula
(uvula)
"la campanilla"

las anginas;
amígdalas
(tonsils)

la lengua
(tongue)

las encías
(gums)

El Ojo - The Eye

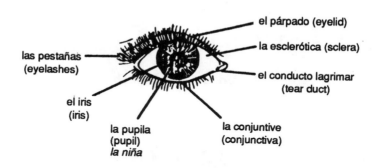

las pestañas
(eyelashes)

el iris
(iris)

el párpado (eyelid)

la esclerótica (sclera)

el conducto lagrimar
(tear duct)

la pupila
(pupil)
la niña

la conjuntive
(conjunctiva)

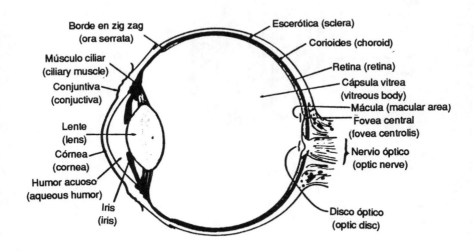

Borde en zig zag
(ora serrata)

Músculo ciliar
(ciliary muscle)

Conjuntiva
(conjuctiva)

Lente
(lens)

Córnea
(cornea)

Humor acuoso
(aqueous humor)

Iris
(iris)

Escerótica (sclera)

Corioides (choroid)

Retina (retina)

Cápsula vitrea
(vitreous body)

Mácula (macular area)

Fovea central
(fovea centrolis)

Nervio óptico
(optic nerve)

Disco óptico
(optic disc)

CHAPTER 4

DIÁLOGO

Repeat each phrase.

Trabajadora Social: Le tengo que hacer algunas preguntas antes de verle al doctor. Primero, ¿cómo se llama?

Paciente: Me llamo Julio Cervantes.

TS:¿Cuál es su dirección?
P: Allí en el campo.
TS:Y ¿cuántos años tiene?
P: Tengo catorce.
TS:¿Cuánto tiempo tiene aquí?

P: Cuatro años.
TS: ¿Asiste a la escuela?
P: Sí, cuando es posible.
TS: ¿Trabaja (usted)?
P: Sí, cuando hay trabajo.
TS: ¿Cuántos hay en su familia?

P: Somos siete - mis padres, mis dos hermanas, mi hermano, mi abuelita y yo.
TS: Y para hablarles a sus padres, ¿a qué teléfono llamamos?
P: No tenemos teléfono.
TS: 0.K. Ya está. Pase por aquí. Vamos a arreglar las cosas.

Social Worker: I have to ask you a few questions before you see the doctor.
First, what is your name?

Patient: My name is Julio Cervantes.

What is your address?
Out at the camp.
And how old are you?
Fourteen.
How long have you been (living) here?

Four years.
Do you go to school?
Yes, when it is possible.
Do you work?
Yes, when there is work.
How many are there in your family?

We are seven - my parents, my two sisters, my brother, my grandmother and I.
To speak to your parents, what number do we call?
We have no telephone.
Okay, that's it. Come this way. We'll arrange things.

Additional Vocabulary

La familia	the family
el abuelo, la abuela	the grandfather, grandmother
el cuñado, la cuñada	brother-in-law, sister-in-law
el esposo	husband
la mujer, esposa	wife (since "esposas" also means handcuffs, the former is more often used.)

el hermanastro	half-brother
el mediohermano	half-brother
el hijo	son
la hija	daughter
el padre	father
la madre	mother
el primo, la prima	cousin
el sobrino, la sobrina	nephew, niece
el suegro, la suegra	father-in-law, mother-in-law
el yerno, la yerna	son-in-law, daughter-in-law
el compadre, la comadre	godfather, godmother

Hay - there is, there are

Diálogue practice: Answer the questions.

1. ¿Cómo se llama usted? _____
2. ¿Cuál es su dirección? _____
3. ¿Cuántos años tiene usted? _____
4. ¿Cuántos años tiene su madre? _____
5. ¿Asiste usted a clases? _____
6. ¿Cuál es su número de teléfono? _____
7. ¿Cuántas personas hay en su familia? _____
8. ¿Cómo se llaman ellos? _____

SER AND ESTAR

There are two verbs in Spanish that mean "to be." They are both irregular verbs and they are not interchangeable. Each carries with it very different connotations, which should be learned to avoid embarrassment.

SER

Conjugation

Yo	soy	I am			
Tú	eres	You are	Nosotros	somos	We are
Él		He is	Ellos		They are
Ella	es	She is	Ellas	son	They are
Usted		You are	Uds.		You are

Ser denotes what is essential, or characteristic, of a thing or person.

Uses

Characteristics:

    Juan *es* alto, rico y moreno.   John is tall, rich and dark.

Origin (geographic) or "made of" (ser de):

    Soy de México.   I am from Mexico.

    La silla *es* de madera.   The chair is made of wood.

Possession (ser de):
   El libro *es* de ella.   The book is hers.
Occupation:
   Maria *es* psiquiatra.   Maria is a psychiatrist.
Nationality:
   Carlos *es* cubano.   Carlos is Cuban.
Time and date:
Son las dos y media.   It is two thirty.
Es miércoles.   It is Wednesday.

Exercises

A. Complete the sentence using the proper form of "ser" according to the clue:

1. Juan y Rodrigo _____ estudiantes.
2. Yo _____ doctor.
3. Tú _____ doctor.
4. María _____ alta.
5. María _____ de Cuba.
6. Nosotros _____ de Cuba.
7. Ellos _____ de Chile.
8. Yo _____ de Chile.
9. Ellas _____ de Chile.
10. Carmen _____ madre.
11. ¿Qué hora es? _____ las cuatro.
12. ¿Qué hora es? _____ la una y media.
13. ¿Qué día es hoy? Hoy _____ lunes. (Monday)

B. Answer the questions:

1. ¿Es usted médico o enfermera? Sí,
2. ¿Es usted estudiante? Sí, _____
3. ¿Somos estudiantes? Sí, _____
4. ¿Son médicos ellos? No, _____
5. ¿De dónde es usted? _____

ESTAR

Conjugation

Yo	estoy	I am			
Tú	estás	You are	Nosotros	estamos	We are
Él		He is	Ellos		They are
Ella	está	She is	Ellas	están	They are
Usted		You are	Ustedes		You are

Uses

Location:

 El paciente *está* adentro.   The patient is inside.

Health:

 El viejo *está* malo.   The old man is ill.

Changeable conditions:

 Ella *está* triste   She is sad.

Observed conditions:

 La garganta *está* enrojecida. The throat is red.

Exercises

A. Complete the sentence, using the correct form of **estar**:

 1. La madre _____ aquí.

 2. Los padres _____ aquí.

 3. ¿Dónde _____ el paciente?

 4. ¿Dónde _____ los dolores?

 5. Los ojos _____ inflamados.

 6. La garganta _____ inflamada.

 7. El oído _____ inflamado.

 8. El paciente _____ moribundo.

 9. El paciente _____ mejor.

 10. Ellos _____ mejores.

 11. Usted _____ mejor.

B. Answer the question according to the clue:

 1. ¿Cómo está usted? (Bien)_____

 2. ¿Está caliente (hot) el café? (frío)_____

 3. ¿Estás en casa? (Sí) _____

 4. ¿Están en casa Juanita y Carlos? (No) _____

 5. ¿Están enrojecidos los ojos? (Sí) _____

 6. ¿Está bien el paciente? (malo) _____

ADJECTIVE AGREEMENT WITH SER AND ESTAR

Adjectives used with **ser** and **estar** must agree with the subject in gender and number. Some adjectives change meaning when used with **ser** or **estar**.

 Manuel **es** bueno (malo). Manuel is good (bad).

 Manuel **está** bueno (malo). Manuel is well (ill).

 Marcia **es** lista.   Marcia is bright, clever.

 Marcia **está** lista.   Marcia is ready.

 Carlos **es** pálido.   Carlos is pale (complexioned).

 Carlos **está** pálido.   Carlos is pale (temporarily).

 Enrique **es** cansado.   Enrique is boring, tiresome.

Enrique **está** cansado.	Enrique is tired.
María **es** ciega.	Maria is blind (permanently).
María **está** ciega.	Maria is blind (temporarily or figuratively).

Exercises

A. Complete the sentences, using **ser** or **estar**, as required:

1. El joven_____ cansado (tired).
2. Yo_____ muy cansado
3. María _____ en el hospital.
4. El señor Vargas _____ en el hospital.
5. Ella _____ enfermera.
6. _____ pobres, ellos.
7. El café _____ caliente.
8. El ojo_____ enrojecido.
9. El paciente no_____ aquí.
10. _____ usted embarazada, Señora.

B. Answer the questions according to the clue:

1. ¿Cómo están los estudiantes? (bien)_____
2. ¿Dónde está el dolor?(dentro del oído)_____
3. ¿De dónde es usted? (Texas) _____
4. ¿Es médico (usted) o abogado? (médico)_____
5. ¿Es viejo o joven el Señor Gonzales? (joven) _____

C. Answer the question, using **ser** or **estar**, according to the information given:

1. ¿Usted, bien? _____
2. ¿Miguel, aquí? _____
3. ¿Juana, pediatra? _____
4. ¿Tú, norteamericano? _____
5. ¿El abuelo, enfermo? _____
6. ¿El estetoscopio, de usted? _____
7. ¿La madre, alta? _____
8. ¿El hermano, aquí? _____

ADJECTIVES

Agreement. Adjectives agree in number and gender with the nouns they modify.

Adjectives that end in **-o** in the masculine singular form have four forms:

-o masculine singular	el oj**o** enrojecid**o**
-a feminine singular	la garganta enrojecid**a**
-os masculine plural	los oj**os** enrojecid**os**
-as feminine plural	las encías enrojecid**as**

Adjectives ending in a consonant, or l have only singular and plural forms.

    el nene débil   los nenes débiles

    la familia grande   las familias grandes

Adjectives that denote nationality, and end in a consonant, add -a to form the feminine.

    franceses   francesas

Adjectives ending in -z, first change -z to c, then add the plural endings:

    el hombre feliz   los hombres felices

Placement. Adjectives of quantity usually precede the noun they modify: Tiene mucho dolor.

A descriptive adjective usually follows the noun it modifies: anestesia local.

Exercises

A. Repeat the sentence, changing it according to the clue:

    1. El caso es difícil.

        Las preguntas _____

        _____interesantes.

        El libro _____

        La técnica _____ complicada.

        Las pruebas _____

        Los problemas _____

    2. El ojo está enrojecido.

        La mano _____

        El oído _____

        _____hinchado (swollen).

        La boca _____

    3. El niño es bajo.

        La madre _____

        _____ gorda.

        El padre y la madre _____

B. Write the forms of the following adjectives:

    1. dolorosa (painful)

    2. poco (little, few)

    3. feliz (happy)

    4. amarillo (yellow)

    5. difícil (difficult)

    6. sensible (sensitive)

    7. negro (black)

    8. verde (green)

    9. rojo (tea)

   10. azul (blue)

ORDINAL NUMBERS

All of the ordinal numbers have both masculine and feminine forms, and a plural:

primero - first	sexto - sixth
segundo - second	séptimo - seventh
tercero - third	octavo - eighth
cuarto - fourth	noveno - ninth
quinto - fifth	décimo - tenth

Above "décimo" (tenth) cardinal numbers are usually used.

To use an ordinal number without a stated subject, precede it by the article, "el," or "la," eg, "el primero", the first.

DEMONSTRATIVE ADJECTIVES

As with other adjectives, the demonstratives agree in number and gender with the nouns they modify.

this	este libro	esta muchacha
these	estos libros	estas muchachas
that	ese hospital (near)	esa prueba
those	esos dolores	esas mujeres
that	aquel tónico (at a distance)	aquella pastilla
those	aquellos hombres	aquellas mujeres

Demonstrative adjectives may be used to replace the noun they modify. In this case, they bear an accent over the next-to-last syllable, and still agree in number and gender with the noun they modify. "Aquél," the exception to this rule, simply adds an accent to become "aquél."

Exercises

A. Rewrite the sentence, translating the English words into Spanish:

1. No me gusta (this medicine).

_____

2. (These tests) necesitan mucho tiempo

_____

3. (This man) no sabe escribir.

_____

4. Those women (over there) son mexicanas.

_____

5. (This boy) es norteamericano.

_____

6. La vieja no quiere hablar con (that one-lady).

_____

7. Me dice que (this one) es su (third) embarazo.

_____

8. La clínica está en (the fifth) piso.

_____

B. Repeat each sentence. Then say ir a second time, changing a demonstrative adjective:

Example: Esta mujer tiene problemas. Repita (Repeat).

Cambie (Change) _Esta_ tiene problemas.

1. _Este oído_ esta enrojecido.
2. _Esa mujer_ está enferma.
3. _Ese gripe_ va a pasar.
4. _Esta operación_ es necesaria.
5. Nunca le veo a _ese médico_.
6. _Estos sonidos_ son difíciles a oir.
7. _Aquellas mujeres_ no vienen a la clínica.
8. _Este libro_ es de Carlos.
9. ¡_Esta muchacha_ es lista
10. _Aquel muchacho_ es mi hermano.

POSSESSIVE ADJECTIVES

Possessive adjectives agree with the noun they modify and generally follow the previously stated rules for adjectives.

	singular	plural
my	mí	mis
your (familiar)	tú	tus
his, hers, yours	su	sus
our	nuestro	nuestros
	nuestra	nuestras
their (your, plural)	su	sus

Only "nuestra" has all four forms. Since "su" and "sus" have so many possible meanings, it is sometimes necessary to specify further by using preposition and pronoun.

Es su receta	(your, his, her, their)
Es la receta de usted	your (belonging to you)
de él	his (belonging to him)
de ella	her (belonging to her)
de ellos	their (belonging to them, masculine)
de ellas	their (belonging to them, feminine)

The other prepositional pronouns are: de mí
                                          de tí
                                          de nosotros

_____

In Spanish possessive adjectives are not used when referring to part of the body. Instead, use the definite article.

Siente dolor en la espalda?   Do you feel pain in your shoulder?

Le corre un dolor por   Does a pain run across your
el pecho?   chest?

Exercises

A. Say the sentence, changing it according to the clues:

1. Esta es la segunda hija.

   _____hijo.

   _____ cuarto _____.

   _____ tercer _____.

   _____nena .

   _____ mi _____.

   _____ (de ella).

   _____ (de nosotros).

2. Su mujer (wife) es ciega.

   _____ padre _____ .

   _____ viejo .

   _____ padres _____ .

   Mis _____ .

3. Esta es la segunda vez que vengo aquí.

   _____ tercera _____ .

   _____venimos _____.

4. Los seguros (insurance) son de mi padre.

   La poliza (policy) _____ .

   _____ nosotros.

   El problema _____ .

B. Rewrite the sentence, translating the English word into Spanish:

1. *His* hijo está enfermo.
2. Estas flores son *ours*.
3. *Your (fam.)* padres vienen mañana.
4. Me duele *my throat*
5. Juanito no se lava *his teeth*.
6. Las pastillas no son *theirs*.
7. Estos papeles *son* mine.
8. Yo sé que *our* niño está enfermo.
9. A Juan le duelen *his* oídos.
10. *Her* primer bebé nace ahora.

SHORTENING OF ADJECTIVES

These adjectives drop the final vowel before a masculine singular noun.

bueno	un buen doctor
malo	un mal hijo
alguno	algún remedio
ninguno	ningún hombre
primera	el primer embarazo
tercero	el tercer día
uno	un niño
cualquiera	cualquier niño (any ...)

Ciento becomes **cien** before a plural noun of either gender or before **mil** and **millones**.

cien hombres
cien mujeres
cien mil problems

Grande becomes **gran** before a singular noun. Otherwise it follows the usual pattern for an adjective ending in **-e**. If it falls before, it means great, after, big.

Exercises

Repeat the sentence, changing it according to the clue:

1. Este es su primer embarazo.

_____ segundo _____.
_____ niña.
_____ ataque.

2. Ahorita viene un médico.

_____ ambulancia.
_____ camilleros.
_____ especialistas.

3. Quiero cualquier trabajo que hay.

_____ medicina _____.
_____ tratamiento _____.
_____ pastillas _____.

ADVERBS

An adverb is formed by the addition of the suffix **-mente** to the feminine form of the adjective. If the adjective ends in a consonant, **-mente** is added without change:

fácil becomes **facilmente**

serio becomes **seriamente**

frecuente becomes **frecuentemente**

Adverbs generally follow the verb. If two or more occur together, only the last one has the suffix. The other are left in a consonant adjective form. For example,

El médico le examina al paciente despacio y cuidadosamente.

The doctor examines the patient slowly and carefully.

There are some irregular adverbs; *bueno* becomes *bien*, *malo* becomes *mal*. "Con + noun" can be substituted for the adverb. For example, "con frecuencia" is the same as "frecuentemente" (frequently).

Exercises

A. Form the adverbs of the following adjectives:

 1. lento (slow) _____

 2. difícil (difficult) _____

 3. serio (serious) _____

 4. débil (weak) _____

 5. inmediato (immediate) _____

 6. necesario (necessary) _____

B. Repeat the sentence, changing the adjective to an adverb:

    Example: (tape)   Juan habla lentamente.

                                 serio

            (student)   Juan habla seriamente.

 1. frecuentente _____

 2. difícil _____

    a. Antonio sufre de gripe frecuentemente.

       regular _____

       nuevo _____

       probable _____

    b. Julia y su padre frecuentemente trabajan juntos.

       amable _____

       difícil _____

       normal _____

Los Dientes - The Teeth

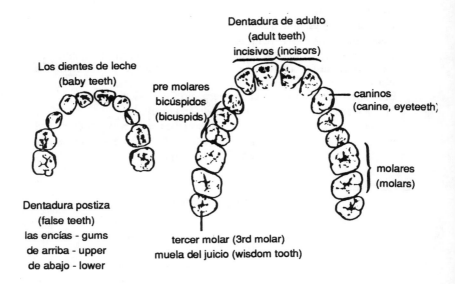

Dentadura de adulto
(adult teeth)
incisivos (incisors)

Los dientes de leche
(baby teeth)

pre molares
bicúspidos
(bicuspids)

caninos
(canine, eyeteeth)

molares
(molars)

Dentadura postiza
(false teeth)
las encías - gums
de arriba - upper
de abajo - lower

tercer molar (3rd molar)
muela del juicio (wisdom tooth)

Partes del diente - Parts of a Tooth

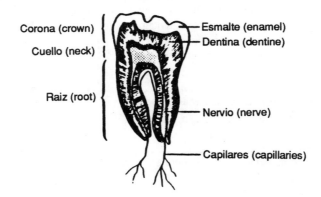

Corona (crown)

Cuello (neck)

Raiz (root)

Esmalte (enamel)
Dentina (dentine)

Nervio (nerve)

Capilares (capillaries)

Hospital admission form based on the forms used at University of California, Davis, Sacramento Medical Center.

Centro Medico de la Universidad
Ingreso al hospital

Número _____

Seguro social, número_____

Nombre _____

                              apellido   nombre

Fecha de nacimiento _____

Edad _____ Religión _____

Domicilio (dirección) _____

                        calle   ciudad   estado

¿Cuidadano de los Estados Unidos (EE.UU)? _____

Condado _____

Fecha de entrada al hospital _____

Clínica _____

Diagnóstico _____ ¿Cuánto tiempo?_____

Médico (nombre y dirección) _____

_____

Pariente más cercano (nombre y dirección) _____

_____

Persona responsable (nombre y dirección)_____

_____

Companía de seguros _____

Poliza, número _____

Grupo _____

Medicare, número _____

Medical_____

Nombre de padre _____

Lugar de nacimiento_____

Empleo _____ Teléfono _____

Dirección de empleo _____

De alta _____

Sangre ya dado _____ (Dónde)

Miembros de familia:

    Nombre   Edad

University Medical Center
Hospital Admission

Number _____

Social Security number_____

Name _____

                               last   first

Date of birth _____

Age _____ Religion _____

Address _____

              street   city   state

U.S. citizen? _____ County _____

Date of entry to hospital _____ Division _____

Diagnosis _____

Approximate duration of stay _____

Doctor (name and address) _____

_____

Closest relative (name and address) _____

_____

Insurance company _____

Policy number _____

Group_____

Medicare number _____ Medicaid_____

Father's name _____

Place of birth _____

Place of employment _____ Telephone _____

Address _____

Discharge _____

Blood credits _____ (where)

Family members:

Name   Age

COMPREHENSION
Entrance into Hospital
Vocabulario

cama	bed
camita	crib
helado	ice cream
incómodo	uncomfortable
juguete	toy
mayores	adults
menos	less
procedimiento	procedure
temor	fear

El médico les habla a los padres del procedimiento que le van a hacer al niño.

"Después de quitarle las anginas (amígdalas), Juanito se va a sentir incómodo por unos días, pero no va a tener otros problemas. Si quieren ustedes quedarse aquí en su cuarto, cuando despierte el niño, al verles a ustedes, va a tener menos temor."

Luego la enfermera les hable a los padres:

"Tengo que hacerles algunas preguntas para saber mejor como cuidarle al niño:

¿Sigue el niño una dieta especial?"

"No."

"¿Qué tipo de comida come normalmente?"

"Come como todos los niños -- le gustan mucho el "hamburger" y el helado.

"¿Necesita ayuda para comer, o come sólo?"

"Come sólo, pero a veces necesita ayuda"

¿Puede vestirse, peinarse y lavarse sólo?"

"No. Necesita ayuda con las tres cosas."

"¿Tiene un juguete favorito?"

"Si. Juanito tiene aquí su elefantito."

"¿Normalmente duerme en cama o en camita?"

"Normalmente duerme en cama."

"Tenemos que explicarle que en el hospital, todos duermen en camita, incluso los mayores."

Preguntas. Answer the questions according to the comprehension.

1. ¿Quién es el paciente y por qué viene al hospital?
2. ¿Quién habla con los padres?
3. ¿Cuáles son los problemas que puede tener un niño pequeño en el hospital?

4. ¿Sigue el niño una dieta especial?

5. ¿Dónde duerme el niño normalmente?

6. ¿Por qué van a quedarse los padres en el cuarto de su hijo?

CHAPTER 5

DIÁLOGO
Repeat each phrase or sentence.

RECONOCIMIENTO MÉDICO GENERAL

GENERAL MEDICAL EXAMINATION

Desvístase del todo y póngase (el camisón) (la bata) esto por favor

Undress and put on this (robe) please.

Desvístase hasta la cintura, por favor.

Undress to the waist, please.

Por favor, quítese su/sus:

Please take off your:

blusa	blouse
calcetines	socks
calzoncillos	trunks, shots
camisa	shirt
camiseta	undershirt
faja	girdle
falda	skirt
medias	stockings
pantaletas ("pantis")	panties
pantalones	pants
refajo	petticoat
saco, abrigo	coat
sostén	bra
sueter	sweater
zapatos	shoes

Quítele el pañal.
    (la zapeta, slang)

Take off his/her diaper.

Siéntese en la silla.

Sit down on the chair.

Siéntese sobre la mesa.	Sit down on the table.
No se asuste.	Don't be frightened.
Avíseme cuando siente dolor.	Tell me when you feel pain.
Acuéstese sobre la mesa,	Lie down on the table,
boca arriba.	face up.
boca abajo	face down
del lado derecho	on your right side
del lado izquierdo	on your left side
Vuélvase sobre el lado	Turn over on your side.
el estómago	stomach
la espalda	back
Tosa (y otra vez)	Cough (and again)
Respire lentamente con	Breathe slowly with your
la boca abierta.	mouth open.
hondo (profundo)	deeply
rápidamente	rapidly
Retenga la respiración.	Hold your breath.
Descanse un momento.	Rest for a minute.
Esto le molestará solo por	This will only bother you
un momento.	for a minute.
Señale donde le duele.	Signal where it hurts.
¿Le duele cuando le aprieto aquí?	Does it hurt when I press here?
¿Es peor el dolor cuando la	Is the pain worse when I press or
aprieto o cuando quito la	when I suddenly remove my
mano de repente?	hand?
¿El dolor va de aquí a otras	Does the pain go from here to
partes del cuerpo?	other part of your body?

POLITE COMMANDS (Usted and Ustedes)

Positive Commands. To form the positive polite command, use the stem of the first person singular (Yo), present tense. With verbs ending in **-ar**, add **-e** or **-en** (plural). With verbs ending in **-er** and **-ir**, add **-a** or **-an** (plural).

Examples:

hablar - yo habl**o**	habl**e** (Ud.)	habl**en** (Uds.)
comer - yo com**o**	com**a** (Ud.)	com**an** (Uds.)

The same rules apply to verbs that are irregular in the first person singular, present tense. These verbs include:

Infinitive	First Person Singular Present	Singular (Usted) Command	Plural (Ustedes) Command
decir - to say	dig**o**	dig**a**	dig**an**
hacer - to do	hag**o**	hag**a**	hag**an**
oir - to hear	oig**o**	oig**a**	oig**an**
poner - to put	pong**o**	pong**a**	pong**an**
salir - to leave	salg**o**	salg**a**	salg**an**

tener - to have	tengo	tenga	tengan
traer - to bring	traigo	traiga	traigan
venir - to come	vengo	venga	vengan
veo - to see	veo	vea	vean

Some verbs have irregularly formed commands and must be memorized:

dar	dé Ud.	den Uds.
estar	esté Ud.	estén Uds.
ir	vaya Ud.	vayan Uds.
saber	sepa Ud.	sepan Uds.
ser	sea Ud.	sean Uds.

To form a negative command, place "no" directly before the verb.

No coma (Ud.)

No venga aquí.

(The subject may be omitted with no change of meaning.)

Attach object pronouns to the end of an affirmative command, and place them immediately in front of a negative one.

Use an accent mark to keep the stress in its usual place in the verb.

Tráigalo mañana.	Bring it tomorrow.
No lo traiga mañana.	Don't bring it tomorrow.

Exercises

A. Repeat the sentence, changing it according to the clue:

1. Por favor, quítese el abrigo.

_____ pantalones.

_____ blusa.

_____ zapatos.

_____ póngase _____.

_____ la ropa.

_____ suéter.

_____ camiseta.

2. Por favor, acuéstese boca abajo.

_____ boca arriba.

_____ sobre el lado derecho.

_____ izquierdo.

B. I will give you the infinitive form of the verb. Give the "yo" form, the singular command, and the plural command:

1. decir _____

2. hacer _____

3. ir _____

4. oír _____

5. poner _____

6. salir _____

7. saber _____

8. ser _____

9. tener _____

10. traer _____

11. venir _____

12. ver _____

C. Answer the question with polite, positive command. Listen to the question, answer, listen for the correction:

1. ¿Cierro la puerta? _____

2. ¿Me siento en la silla? _____

3. ¿Cuándo venimos? ¿de hoy en ocho días? _____

4. ¿Me acuesto boca arriba? _____

5. ¿Respiro hondo_____

6. ¿Voy al consultorio? _____

7. ¿Volvemos mañana? _____

D. Answer each of the above questions with a polite, negative command.

E. Write the appropriate command form of the verb:

1. (salir)_____Ud.

2. (decir) _____ me su número de seguro social, por favor.

3. (desvestirse) _____Ud., favor

4. (volver) _____ Ud. mañana, por favor.

5. (acostarse) _____Ud.

6. (contestar) _____ Ud. a todas las preguntas.

7. No (gastar) _____ Uds. todo el dinero

8. (Estudiar) _____Uds. para los exámenes

9. No (llegar) _____Uds. tarde.

10. (Sentarse) _____Uds. aquí, por favor.

Favor de + infinitive may be substituted for the polite command. Its translation is the same. For example:

Favor de mirar esto.   Please look at this.

Favor de no mover el brazo.   Please don't move your arm.

DURATION OF ACTION

Hace + (time) que + verb, in the present tense, indicates how long the action has been (still is) going on.

Examples:

Hace tres años que vivo en Sacramento.

I have lived in Sacramento for three years.

¿Cuánto tiempo hace que sufre Ud. de este problema?

How long have you had (suffered from) this problem?

Exercises

A. Please answer the question, using the "hace ... que" construction, accord
  ing to the clue:

  1. ¿Cuánto tiempo hace que usted vive aquí?

  (un año) _____

  2. ¿Cuánto tiempo hace que tiene este dolor?

  (tres semanas) _____

  3. ¿Cuánto tiempo hace que tiene mal de la garganta?

  (una semana) _____

  4. ¿Cuánto tiempo hace que tose así?

  (un mes) _____

B. Write a question, using the following elements. Be sure to conjugate the
  verb, if necessary.

  1. ¿Cuánto tiempo/hacer/no comer/usted?

  ¿ _____?

  2. ¿Cuánto tiempo/hacer/vivir/aquí?

  ¿ _____?

  3. ¿Cuánto tiempo/hacer/visitar/con él/usted?

  ¿ _____?

  4. ¿Cuánto tiempo/hacer/tener el problema/ellos?

  ¿ _____?

  5. ¿Cuánto tiempo/hacer/vomitar/tú?

  ¿ _____?

  6. ¿Cuánto tiempo/hacer/estar enfermo/Antonio?

  ¿ _____?

DIRECT AND INDIRECT OBJECT PRONOUNS

There are two types of object pronouns - direct and indirect. Direct objects
are usually acted upon: ie, I throw it (the ball). Indirect object pronouns
receive the action: ie, I throw it to **him.**

The object pronouns are:

	INDIRECT	**DIRECT**
singular	me - me	me - me
	te - you (fam.)	te - you (fam.)
	le - him, her, you	le - him, you
		lo - him, it, you
		la - her, it, you
plural	nos - us	nos - us
		los - them (masc.)
		las - them (fem.)
	les - them	les - them
	les - you (polite)	les - you (polite)

Note: The indirect object pronouns include meanings that are translated by the English "to", "for", "from", and "of".

The meaning of le or les as indirect object pronouns may be clarified by adding (after the verb) a él, a ella, a usted, a ellos, a ellas, a ustedes, or a + name:

La enfermera *le* habla *a Juan*.   The nurse speaks to him (Juan).

Object pronouns generally precede the verb:

Me molestan los ojos.   My eyes bother me.

¿La medicina? *La* tomo ahora.   The medicine? I am taking it now.

Exercises

A. Repeat the sentence, using the correct indirect object pronoun:

1. Me molestan los ojos. (a mí)

_____(a tí)

_____ (a él)

_____(a ella)

_____ (a nosotros)

_____ (a ustedes)

_____ (a ellos)

2. Me duele la garganta.

_____(a tí)

_____(a ella)

_____ (a él)

_____(a usted)

_____ (a nosotros)

_____ (a ustedes)

_____ (a ellas)

B. Repeat the sentence, changing the noun to a direct object pronoun and placing it in the sentence:

1. Veo *el problema.*

   el tímpano.

   a usted. (The "a" is used when the direct object is a person. It is called the "personal a.")

   a ustedes.

   el juguete.

   la camita.

2. Tengo aquí la bata.

   el teléfono.

   las pastillas.

   la dirección.

   los papeles.

In affirmative commands, object pronouns follow the verb and are attached to the command. Use an accent to preserve origininal stress of verb:

¡Ayúdeme, por favor! Please help me!

Object pronouns precede the negative command: No le dé eso. Don't give them that.

Object pronouns may follow the infinitive and present participle or may precede the verb on which they depend:

Quiero verlo   I want to see it.

Lo quiero ver

When a verb has two object pronouns, they both follow the above rules, and the indirect object precedes the direct object.

¡Démelo!   Give it to me.

¡No me lo dé!   Don't give it to me.

Exercises

A. Change the noun to a direct object pronoun, placing it properly in the sentence:

1. Explico *el caso.* _____

2. Tengo *el termometro.* _____

3. Doy *el termometro* a Juan. _____

4. Hablamos *al paciente.* _____

5. Examine Ud. *al paciente.* _____

6. ¡Retenga *la respiración!* _____

7. ¡Señale *el dolor*, por favor! _____

8. Coma *la comida!* _____

9. No coma *la carne* con mucha grasa._____

B. Rewrite the sentence, changing the nouns to object pronouns, and plac ing them in correct order:

1. Él da *el libro a mí.* _____

2. Elena da *el termómetro al paciente.* _____

3. El médico mira *la garganta a Juan.* _____

4. Alonzo muestra *la herida al médico.* _____

5. La enfermera explica *las instrucciones a nosotros.* _____

6. El padre explica *las instrucciones a su hijo.* _____

7. El ayudante presenta *la paciente al médico.* _____

C. Answer the question, changing the noun to a pronoun:

1. ¿Me va a dar *los resultados*? _____

2. ¿Vamos a arreglar *las cosas*? _____

3. ¿Hace dos años que tiene Ud. *el problema*? _____

4. ¿Retengo *la respiración*? _____

    5. ¿Me pongo *la ropa*? _____

    6. ¿Le aviso cuando siento *dolor* ? _____

D. Rewrite the sentence, changing the italicized words to object pronouns and placing them in correct order:

    1. Hablo *al paciente*. _____

    2. Tengo *las glándulas inflamadas*. _____

    3. El enfermo pide *medicina*. _____

    4. Nosotros sabemos *el problema*. _____

    5. Quiero ver *al médico*. _____

    6. Tome *las pastillas*. _____

    7. ¿Ve Ud. *todas las letras?* _____

E. Translate into Spanish, using object pronouns:

    1. I can do it. (el trabajo) _____

    2. Don't speak to her. _____

    3. We are waiting for them. _____

    4. Please take it (la medicina). _____

    5. I don't understand it (la palabra). _____

    6. My eye bothers me. _____

    7. Can you read them (las instrucciones)? _____

    8. Please give it to me. (el papel) _____

El Cuerpo Humano - The Human Body

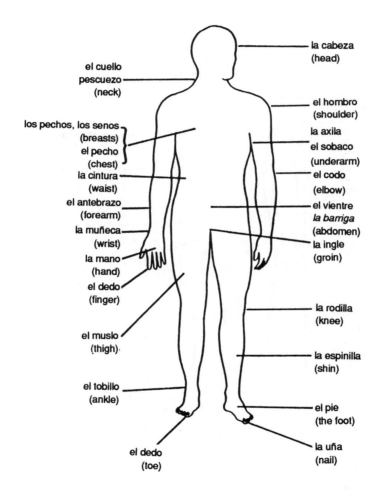

el cuello
pescuezo
(neck)

la cabeza
(head)

el hombro
(shoulder)

los pechos, los senos
(breasts)
el pecho
(chest)
la cintura
(waist)
el antebrazo
(forearm)
la muñeca
(wrist)
la mano
(hand)
el dedo
(finger)

la axila
el sobaco
(underarm)
el codo
(elbow)
el vientre
la barriga
(abdomen)
la ingle
(groin)

el muslo
(thigh)

la rodilla
(knee)

la espinilla
(shin)

el tobillo
(ankle)

el pie
(the foot)

el dedo
(toe)

la uña
(nail)

El Cuerpo Humano - Vista posterior
The Human Body - Rear view

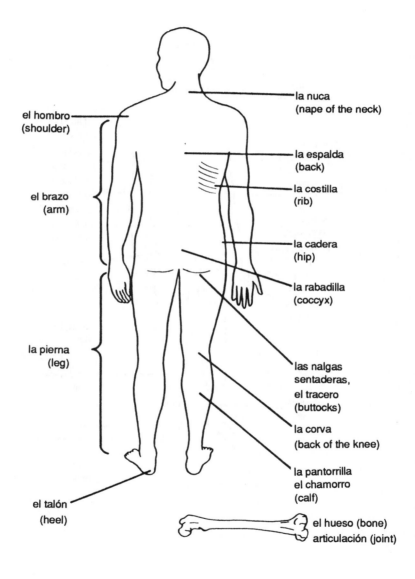

el hombro
(shoulder)

el brazo
(arm)

la pierna
(leg)

el talón
(heel)

la nuca
(nape of the neck)

la espalda
(back)

la costilla
(rib)

la cadera
(hip)

la rabadilla
(coccyx)

las nalgas
sentaderas,
el tracero
(buttocks)

la corva
(back of the knee)

la pantorrilla
el chamorro
(calf)

el hueso (bone)
articulación (joint)

COMPREHENSION
Standard Medical Examination

Vocabulario

agarrar	to grip
bolsillo	pocket
dentro de poco	in a little while
lápiz	pencil
medir (mide)	to measure
sonreir	to smile

La señora Romeralo pide un examen físico para su bebé.

La nena, María Luisa, tiene ocho meses, y le sonríe a la enfermera al entrar.

Enfermera: "Por favor, quítele toda la ropa menos el pañal.

El médico va a venir dentro de poco."

La madre le quita la ropa y la niña juega por unos minutos, cuando entra el médico.

Médico: "Hola María Luisa. Buenos días, señora Romeralo.

¿Cómo esta la niña?"

Madre: "Muy bien, pero pone todo lo que encuentra en la boca; polvo (dust), juguetes (toys) -- todo menos la comida."

El médico le examina a la nena, y le mide la cabeza. Después de quitarle el pañal, la pesa y le mide la altura.

La niña llora, pero cuando ve los lápices que tiene el médico en el bolsillo de su chaqueta, le agarra de los dedos y se pone de pie.

Toma un lápiz, lo pone en la boca, y empieza a masticarlo. El médico y la madre se ríen y se lo quitan.

Médico: "Creo que todo está bien, pero ella necesita unas vacunas más. Espere aquí y la enfermera se las va a dar. Haga una cita para volver en seis meses. Hasta luego."

Preguntas

1. ¿Para quién es la cita para el examen físico?
2. ¿Qué es la edad de María Luisa?
3. ¿Qué le dice la enfermera a la madre?
4. ¿Qué hace la madre antes de el examen físico?
5. ¿Qué mide el médico?
6. ¿Es fuerte o débil la niña?
7. ¿Por qué dice usted esto?
8. ¿Cuándo tienen que volver?

CHAPTER 6

DIÁLOGO
Repeat each phrase or sentence.

Heridas
¿Con qué se lastimó?
Con cristal, (cuchillo, clavo ...)
Me caí.
¿En qué tipo de piso (suelo)
se cayó?
Me caí en piso limpio (sucio,
tierra).
¿Se lavó las manos antes de
tocar la herida?
Sí.
¿Se lavó la herida?
¿Con qué?
Con agua y jabón (alcohol).
¿Se puso algún desinfectante?
No.
¿Cuándo ocurrió?
Ocurrió ayer
 (anteayer,
hoy).

Injuries
With what were you hurt?
With glass (knife, nail ...).
I fell.
On what type of floor
(ground) did you fall?
I fell on a clean floor (dirty,
earth).
Did you wash your hands
before touching the injury?
Yes.
Did you wash the injury?
With what?
With water and soap (alcohol).
Did you put a disinfectant on (it)?
No.
When did it occur?
It occurred yesterday
(day-before yesterday,
today).

Picaduras y mordidas
a. ¿Qué le picó?
    una avispa, abeja,
    araña, hormiga,
    mosquito.
    No sé.
    ¿Se le hinchó mucho?
    Me hinchó.
    ¿Cómo se siente ahora?
    No muy bien.

Stings and bites
What stung you?
wasp, bee, spider,
ant, mosquito

I don't know.
Did it swell a lot?
It swelled.
How do you feel now?
Not too well.

¿Tiene ganas de vomitar?	Do you feel (as though) you need to vomit?
¿Tiene sudores, o dificultad en respirar?	Do you have sweats or difficulty in breathing?
¿Siente calambres o temblores?	Do you have cramps or trembling?

b.
¿Qué tipo de animal le mordió? (serpiente, gato, perro, ratón, ratoncito, conejo)	What kind of animal bit you? (snake, cat, dog, rat, mouse, rabbit)
¿Sabe usted de quién es el animal?	Do you know to whom the animal belongs?
¿Qué paso?	What happened?
¿Cómo era el animal?	What did the animal look like?
¿Lavó usted la mordida?	Did you wash the bite?

Venenos tragados

Poisons ingested

¿Qué comió el nene?	What did the child eat?
insecticida	insecticide
veneno para ratones	rat poison
medicina	medicine
cigarillos	cigarettes
alcohol	alcohol
jabón	soap
gasolina	gasoline
¿Qué tipo de medicina?	What type of medicine?
¿Qué marca?	What brand?
¿Vomitó? (Le volvió el estómago)	Did he vomit?
¿Le dió algo para hacerle vomitar?	Did you give him anything to make him vomit?
¿Le dió un antiacido? (leche, aceite, agua)	Did you give him an antacid? (milk, oil, water)
¿Me puede mostrar la caja (o la botella) de la que lo tomó?	Can you show me the box (or bottle) from which he took it?

THE PRETERITE TENSE

The preterite tense of the verb is used to indicate an action or state in the past that has been completed. The emphasis is on the fact that it is finished.

¿Qué vió Ud.?	What did you see?
¿Dónde nació?	Where were you born?
¿Qué animal le mordió?	What animal bit you?

REGULAR VERBS

The preterite is formed by adding the following endings to the stem of the verb:

First Conjugation

Tom*ar*	
yo tom*é* --I took, I did take	nosotros tom*amos*
Tú tom*aste*	
él, ella, Ud. tom*ó*	ellos, ellas, Uds, tom*aron*

Exercises

Repeat the sentence, changing the verb as required by the clue:

1. Yo *hablé* con el médico.

   Tú _____

   Usted_____

   Él _____

   Ella _____

   Nosotros _____

   Ellos _____

   Ellas _____

   Ustedes _____

2. El paciente se *olvidó* de venir.

   Yo _____

   María y yo_____

   Ellos _____

   Tú _____

   Usted_____

3. La muchacha tragó la medicina.

   Tú _____

   Juanito y Carlos _____

   Yo _____

   Nosotras _____

4. Él se cortó con el cuchillo.

   Yo _____

   Usted _____

   Ellas _____

   Nosotros _____

Second Conjugation

Com*er*	
yo com*í*	nosotros com*imos*
Tú com*iste*	
él, ella, Ud. comi*ó*	ellos, ellas, Uds, com*ieron*

Exercises

Repeat the sentence, changing the verb as required by the clue:

1. No comí el desayuno hoy.
   Ustedes _____
   Ella _____
   Nosotros _____
   Tú _____
   Él _____
   Ellos _____
2. No comprendí lo que me dijo la enfermera.
   Tú _____
   Juan _____
   Ella _____
   Marco y yo _____
   Ellas _____
   Juan y Antonia _____
3. Metí la medicina en un vaso de jugo (juice).
   Tú _____
   El médico _____
   Ella _____
   Nosotros _____
   Antonio y Andrea _____

Third Conjugation

Permit*ir*	
yo permit*í*	nosotros permit*imos*
Tú permit*iste*	
él, ella, Ud. permit*ió*	ellos, ellas, Uds, permit*ieron*

Exercises

A. Repeat the sentence, changing the verb as required by the clue:

1. No recibí los papeles.

   Usted _____

   Nosotros _____

   Tú _____

   Ellos _____

2. El niño no ab*rió* la boca para mostrar las anginas.

   Yo _____

   Ellas _____

   María y yo _____

   Tú _____

   Usted _____

B. Repeat the sentences, changing the verb, according to the clue:

1. Se me hinch*ó* el tobillo cuando me caí.

   (a él) _____

   las rodillas _____

   rompieron _____

   el brazo _____

   (Tú) _____

2. Vino a la clínica, pero no le vió al doctor.

   Yo _____

   Ellos _____

   los doctores _____

   hospital _____

   Él _____

   Tú _____

C. Say the sentence, then repeat it, changing the singular verb to plural, and the plural to singular, as needed:

1. Gasté demasiado dinero. _____

2. El viejo fingió dolor._____

3. Ellos tosieron del humo. _____

4. Sufrimos el examen ayer. _____

5. Puse la venda en el brazo._____

6. Alberto estuvo muy enfermo. _____

D. Write the correct form of the verb in the preterite:

él	_____ (aceptar)	nosotros_____(pagar)
	_____ (visitar)	_____ temer
	_____(aprender)	_____(ayudar)

yo _____ (toser)   tú _____ (abrir)

_____ (cortar)   _____ (comprender

_____ (invitar)   _____ (entrar)

E. Complete the sentence with the correct form of the verb:

1. Ayer, no (came)_____nadie.

2. (Slept)_____ usted bien anoche?

3. (We got up) _____ a las siete hoy.

4. El médico me (gave) _____ una receta.

5. El bebé (began) _____a llorar. (2 answers)

6. El cirujano (surgeon) le (removed)_____

_____ el apéndice. (2 answers)

7. El paciente nervioso (smoked) _____
dos cigarillos.

8. La enfermera (opened) _____ la puerta.

9. El médico me (promised) _____ una cura.

10. El paciente (did not permit)_____
una transfusion, y no (signed)_____

11. Yo (signed) _____el papel,
pero no lo (did not understand) _____

IRREGULAR VERBS

The following verbs ar irregular in the preterite:

to give	dar:	di, diste, dio, dimos, disteis, dieron
to say	decir:	dije, dijiste, dijo, dijimos, dijeron
to be	estar:	estuve, estuviste, estuvo, estuvimos, estuvieron
to do	hacer:	hice, hiciste, hizo, hicimos, hicieron
to be able	poder:	pude, pudiste, pudo, pudimos, pudieron
to put	poner:	puse, pusiste, puso, pusimos, pusieron
to want	querer:	quise, quisiste, quiso, quisimos, quisieron
to know	saber:	supe, supiste, supo, supimos, supieron
to have	tener:	tuve, tuviste, tuvo, tuvimos, tuvieron
to bring	traer:	traje, trajiste, trajo, trajimos, trajeron
to come	venir:	vine, viniste, vino, vinimos, vinieron

Ser and Ir have the same conjugation in the preterite:

ser, to be   ir, to go
fui, fuiste, fue, fuimos, fueron

Exercises

A. Repeat the sentences, changing them according to the clues:

1. Vine dos veces ayer.   I came two times yesterday.

   Tú _____

   Juan _____

   Nosotros _____

   Ellas _____

2. Le dije que no.   I told him no.

   Usted _____

   María _____

   Tú _____

   Ellos _____

3. Hice demasiado trabajo ayer.   I did too much work

   yesterday _____

   Ella _____

   Tú y yo _____

   Ustedes _____

4. Puse el termómetro en la boca.   I put the thermometer in his/her mouth

   Tú _____

   Ella _____

   Nosotras _____

   Ellos _____

5. No quise comer el almuerzo.   I didn't want to eat lunch

   Usted _____

   Nadie _____

   Ella y yo _____

   Tú _____

   Ella _____

6. En ese momento, no supe qué hacer.   At that moment, I didn't know what to do.

   Él _____

   Juana _____

   Juana y yo _____

   Usted _____

   Ellas _____

7. Traje la muestra al laboratorio ayer. I brought the specimen to the lab yesterday.

   Él _____

   Tú _____

   Nosotros _____

   José y Andrés _____

8. Fuí a la clínica anteayer.   I went to the clinic the day before
   yesterday.

   Tú _____

   Carlos _____

   Usted y yo _____

   María y su madre _____

B. Write the correct form of the verb in the preterite:

1. ¿Qué le _____? (ocurrir)
2. Yo le _____ ayer. (hablar)
3. ¿A qué hora _____ tú? (desayunarse)
4. Yo _____ la medicina. (perder)
5. El paciente no _____(venir)
6. Ellos le _____por teléfono. (llamar)
7. ¿ _____Ud. a la clínica? (Ir)
8. ¿Se le _____ la picadura? (hinchar)

PREPOSITIONS

The prepositions in Spanish are:

a	to	después (de)	after
antes (de)	before	en	in
cerca (de)	near	entre	between
con	with	lejos (de)	far
contra	against	para	for
de	of, from	por	for
delante (de)	in front of	sin	without

The personal pronouns have another form when they follow prepositions:

lejos de:	mí	me		
	tí	you (fam.)		
	él, ella	him, her	ellos, ellas	them
	Ud.	you	Uds.	you (pl.)
		himself,		
	sí	herself,		
		yourself, yourselves,		
		themselves		

The preposition "con" combines with "mi", "ti", and "si", to form the following:

conmigo	with me
contigo	with you (fam.)
consigo	with himself, herself, themselves, yourself, yourselves, oneself

When the preposition "a" precedes the article "el," they combine to form "al."

examples:

a la mujer	a las mujeres
al hombre	a los hombres

Following the same pattern, "de" + "el" becomes "del":

de la mujer	de las mujeres
del hombre	de los hombres

"al" + infinitive means "upon":

al entrar	upon entering
al comer	upon eating

Exercises

A. Replace the English noun with the correct Spanish prepositional pronoun. Say the sentence, listen for the correction, and repeat:

1. La medicina es para _____ (Juan).
2. Por favor, venga con _____ (me).
3. Quiero hablar con _____ (María).
4. Él vino, después de _____ (us).
5. No quiero ir sin _____ (them).

B. Say the sentence, replacing the English word with the correct Spanish word:

1. La voy a vacunar _____ sarampión. (against)
2. La clínica está _____ aquí. (far from)
3. Venga _____ por favor. (with me)
4. La medicina es _____ niño. (belongs to)
5. Tome las pastillas _____ un vaso de agua. (with)
6. Mañana, venga _____ comer. (without)
7. ¿Se lava las manos _____ comer? (before)
8. Ponga este papel _____ el ojo izquierdo, por favor. (in front of)
9. _____ beber leche, empieza a vomitar. (upon)

PARA AND POR

Although both "para" and "por" are sometimes translated as "for" they do have different meanings and/or implications.

Para has the meaning of: used for, purpose

destination

in order to

for the purpose of (future time limit)

considering the fact that (in spite of)

before (telling time)

examples:

La aspirina es para dolor.	Aspirin is for pain.
Yo salgo para México.	I am leaving for Mexico.
Se estudia para aprender.	One studies in order to learn.
Es una cajita para pastillas.	It is a box for pills.
Tiene que terminar el trabajo para mañana.	He has to finish the work for tomorrow.
Para un viejo, corre rápido.	For an old man, he runs fast.
Son veinte para las tres.	It is twenty (minutes) to three.

Por has the meaning of: in exchange for
for a period of (time), during
for the sake of
by (through), by way of, by means of
because of

Examples:

Me dió 3 centavos por el libro.	He gave me 3 cents for the book.
El corazón paró por 2 minutes.	The heart stopped for 2 minutes.
Lo hizo por su hijo.	He did it for his son.
Fuí a Boston por avión.	I went to Boston by plane.

Por means "for" after the verbs "ir" (to go) "enviar" (to send) and "luchar" (to fight).

The following verbs include the English "for" in their meaning:

buscar	to look for	Busco un libro.
esperar	to wait for	Él esperó al médico.
pedir	to ask for	Juan pidió medicina.

When the verb "estar" is followed by **para** + infinitive, it means to be about to:

Estoy para salir.	I am about to leave.

Por in idiomatic expressions:

Por ahora	for now, for the time being
¡Por Dios!	for Heaven's sake
Por ejemplo	for example
Por eso	therefore, for that reason
Por favor	please
Por desgracia	unfortunately
Por fin	at last, finally
Por lo menos	at least
Por lo visto	apparently
Por falta de	for lack of
Por supuesto	of course

Exercises

A. Repeat the sentence, changing it according to the clues:

1. Lo hago por tí.
   _____ hace _____
   _____ ella.
   _____ hacemos _____
   _____ Juan.

2. Guárdese cama por dos meses.
   _____días.
   _____ un mes.
   Me voy a _____
   Juan _____

3. Para una niña tan pequeña, habla muy bien.
   _____ niño _____
   _____ niños _____
   _____ andan _____
   _____ bebé _____

4. Para el viernes, voy a tener los resultados.
   _____ martes _____
   _____ ellos _____
   _____ tú _____
   _____ la semana que viene, _____

5. Son diez para las cuatro.
   _____ quince _____
   _____ seis.
   _____ veinte _____
   _____ una.
   _____ veinticinco _____

B. Say the sentence, completing it with either **para** or **por** as needed:

1. Vengo a la clínica _____un examen físico.
2. ¿Vinieron ustedes _____la mañana?
3. La medicina es _____usted.
4. Le doy la medicina _____quitarle el dolor.
5. La nena siempre se acuesta _____la tarde.
6. Van a terminar el trabajo _____el martes que viene.
7. El paciente no debe levantarse _____mucho tiempo.

C. Complete the following sentences with **para** or **por**

1. El paciente siempre espera _____ mucho tiempo en la clínica.
2. Salieron _____el hospital.
3. Pagaron ocho dólares _____la medicina.

4. Comemos _____ vivir.
5. Enviaron _____ el médico.
6. _____ ir a la clínica, fueron _____ autobus.
7. Se va a quedar en el hospital _____ dos días.
8. Estudian _____ los exámenes.
9. Después de la inyección, quédese aquí _____ quince minutos, por favor.
10. Necesito usar la luz _____ ver mejor.

ALIMENTARY CANAL--CONDUCTO ALIMENTICIO
Y (Tubo digestivo) SISTEMA RESPIRATORIO
Respiratory System

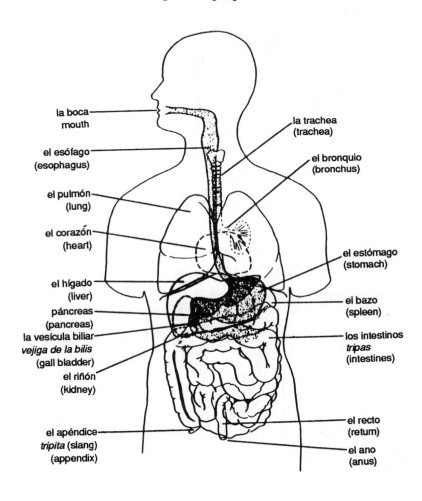

Organos Reproductores - Reproductive Organs

La Mujer

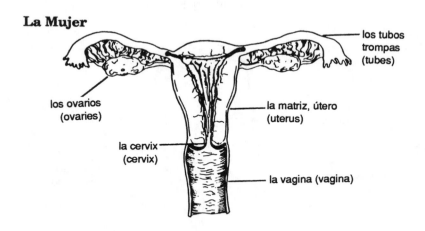

los tubos trompas (tubes)

los ovarios (ovaries)

la matriz, útero (uterus)

la cervix (cervix)

la vagina (vagina)

El Hombre

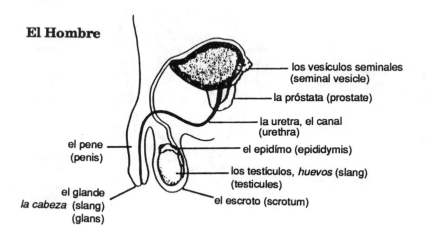

los vesículos seminales (seminal vesicle)

la próstata (prostate)

la uretra, el canal (urethra)

el pene (penis)

el epidímo (epididymis)

los testículos, *huevos* (slang) (testicules)

el glande
la cabeza (slang) (glans)

el escroto (scrotum)

ADDITIONAL VOCABULARY

The Body - Other Parts	El Cuerpo - Otras Partes
Skeleton	el esqueleto
Skull	el cráneo
Temples	las sienes
Brain	el cerebro
Cheekbones	los pómulos
Nape	la nuca
Adam's apple	la nuez de la garganta
Earlobe	el lóbulo
Palate	el paladar
Aorta	la aorta
Waist	la cintura
Shin	la canilla
Fingers	los dedos de la mano
thumb	el pulgar
index	el índice
middle	el dedo del corazón
ring	el anular
pinky	el meñique
Knuckle	el nudillo
Big toe	el dedo grueso
Artery	la arteria
Heart valves	las válvulas del corazón
Joints	las articulaciones
Ligaments	los ligamentos
Muscles	los músculos
Tendon	el tendón
Nerves	los nervios
Pores	los poros

COMPRENSIÓN

Emergencia -- emergency

Vocabulario

ambulancia	ambulance
camilla de ruedas	wheeled stretcher
careta de oxígeno	oxygen mask
firma	signature

Llega la ambulancia, y los paramédicos entran en la sala de emergencia con un paciente en una camilla de ruedas. Sobre la boca y la nariz del paciente hay una careta de oxígeno, y muestra todas las señas de choque.

Uno de los paramédicos dice que el paciente sufrió de convulsiones en la ambulancia.

El paciente tiene aproximadamente sesenta y cinco años, y antes de desmayarse, dijo que su hermano murió de un aneurisma arterial que reventó, y que cree que le pasa lo mismo.

Los médicos le quitan la ropa y lo examinan rápidamente. Le preparan para cirugía.

En la sala de espera está la esposa. El médico le dice que su marido necesita sangre inmediatamente y que es necesario firmar en el papel de permiso. Ella firma el papel y le da permiso para la operación. Le dice al médico el grupo sanguíneo de su marido y se queda en la sala de espera con una amiga.

Pasan dos horas. Sale el médico y le habla a la señora: "Su marido sufrió un aneurisma que reventó. Lo reparamos con tela especial, y le dimos mucha sangre. Con un poco de suerte, va a vivir. Ahora está en el salón postoperarivo y dentro de poco, le vamos a llevar a la sala de cuidado intensivo. Le puede ver por cinco minutos cada hora, pero él no va a poder hablar porque necesita el respirador, y tiene un tubo dentro de la boca. Va a necesitar unos meses para recobrar sus fuerzas.

1. ¿Cómo llega el paciente al hospital?
2. ¿Quién es el paciente?
3. ¿Qué problema tiene el paciente?
4. ¿Qué es necesario para la operación?
5. ¿Sobrevive el paciente?
6. ¿Por qué no puede hablar el paciente?

CHAPTER 7

DIÁLOGO

Repeat each phrase or sentence.

Hombre: Por favor, ayúdele a mi mujer. Va a nacer el nene ahora mismo.

Please help my wife. The baby is going to be born right now.

Médico: Pasen por aquí, por favor. Tengo que hacerles algunas preguntas. Primero, ¿cuántas criaturas ha tenido?

Come over here (this way) please. I have to ask you a few questions. First, how many babies has she had?

H: Está va a ser la segunda. Ya tenemos una niña.

This will be the second. We already have a girl.

M: ¿Fue normal el primer embarazo?

Was the first pregnancy normal?

H: Sí.

Yes.

M: ¿Fue normal el último parto?

Was the last pregnancy normal?

H: Sí.

Yes.

M: ¿Tuvo que usar instrumentos para el nacimiento de la criatura?

Was it necessary to use instruments for the birth of the child?

H: No, nació normalmente.

No, she was born normally. (to the woman) Were there problems with this pregnancy?

M: (a la mujer) ¿Hubo problemas con este embarazo?

Mujer: No.

No.

M:¿ Tenía hinchazón de la cara, de las manos, de los tobillos o de los pies?

Did you have swelling of the face, hands, ankles, or feet?

Mu: No

No.

M: ¿Ha tenido presión alta de sangre o problemas de los riñones?

Have you had high blood pressure or kidney problems?

Mu : No.

No.

M: ¿Cuándo empezaron los dolores de parto?

When did the labor pains start?

Mu: Empezaron hace dos horas.

They began two hours ago.

M: ¿Cuándo vienen ahora, y cuánto tiempo duran?

When do they come now and how long do they last?

Mu: Vienen cada dos minutos y duran un minuto y medio.

They come every two minutes and last a minute and a half.

M: Le voy a examinar. Ya viene la criatura - de cabeza. Vamos inmediatamente a la sala de alumbramiento.

I am going to examine you. The baby is being born -head first. Let's go immediately to the delivery room.

TENER

The verb "tener" is frequently used in idioms or phrases with the English meaning "to be."

¿Cuántos años tiene Ud?   How old are you?

In phrases denoting a state of being:

tener hambre	to be hungry
tener sed	to be thirsty
Tener calor	to be hot
Tener frío	to be cold
tener sueño	to be sleepy
tener prisa	to be in a hurry
Tener miedo /de/	to be afraid /of/
¿Qué tienes?	What is wrong?

Other phrases:

tener razón	to be right
tener cuidado	to be careful
tener dolor	to be in pain

tener/mucho/gusto [en] to have pleasure [in] (usually used in an introduction to a person "tengo mucho gusto en conocerle" or shortened to "mucho gusto.")

tener la culpa	to be guilty (at fault)
tener los ojos cansados	to have red eyes (the eyes are tired)

Exercises

Complete the sentence with one of the above phrases:

1. A medianoche, yo _____
2. Corro porque_____
3. ¿ _____? ¿Estás enferma?
4. Cuando _____, bebo agua.

NECESSITY

There are several ways to indicate necessity: "Tener que" + infinitive means "to have to":

Tengo que hacerles algunas preguntas.	I have to ask you some questions.

Hay que + infinitive means it is necessary to (impersonal rules):

Para vivir, hay que dormir y comer.	In ordet to live, it is necessary to sleep and eat.

Necesitar + infinitive means to need to (Note: it is personalized):

Juan está enfermo.	Juan is ill.
Necesita verle al médico.	He needs to see the doctor.

Deber + infinitive means "must" or "should," and implies obligation, usually moral. It is quite personal.

    Debo ir a visitarla.   I should go see her.

Exercises

Say the sentence aloud, completing it by using the appropriate Spanish phrase:

    1. Dígame usted, (Are you normally very thirsty)?
    2. ¿Tiene usted (much pain)?
    3. Mire como corre- (He is in a hurry).
    4. (I should) ir a clase hoy, pero no voy.
    5. El profesor es cansado y (I am very sleepy).
    6. El niño (is afraid of) los médicos.
    7. (One must) lavar bien las heridas.
    8. Juan no está aquí. (He had to) volver a casa.
    9. (Be careful [Ud.]). La pierna no está muy fuerte.
    10. A medianoche, yo (am sleepy).
    11. Corro porque (I am in a hurry).
    12. Cuando (I am thirsty), bebo agua.

B. Write these sentences in correct Spanish:

    1. You (Ud.) should take better care of yourself.

    2. You (Ud.) have to take the medicine every day.

    3. I need to listen to your heart.

    4. The doctor should be here in five minutes.

    5. Do you have to urinate during the night?

    6. He needs to wear his glasses.

    7. Why do I have to do this?

THE IMPERFECT TENSE

The imperfect is formed by adding the following endings to the stem of the verb:

respirar		comer	vivir
Yo	respir*aba*	com*ía*	viv*ía*
tú	respir*abas*	com*ías*	com*ías*
él ella usted	respir*aba*	com*ía*	viv*ía*
nosotros	respir*ábamos*	com*íamos*	viv*iámos*
ellos ellas ustedes	respir*aban*	com*ían*	viv*ían*

The translation is: Yo comía.   I ate (over a period of time).

I used to eat.

I was earing.

The emphasis of this tense is on the duration of the action. It is used:

1. to express a [continuous] action in the past:

   El niño **lloraba** mientras el médico le examinaba.

   The child cried (was crying) while the doctor examined (was examining) him.

2. to describe a repeated, or habitual action in the past:

   Antonio siempre **bebía** mucha cerveza.

   Antonio always drank a lot of beer.

3. to describe actions in the past (persons, things, background of actions):

   ¿Cómo **era** el animal que le mordió?

   What was the animal that bit you like?

   Juan **era** gordo.   Juan was fat.

4. to indicate time in the past (ser):

   Era la una y media.   It was 1:30.

The verbs that are irregular in the imperfect are:

ir: iba, ibas, iba, íbamos, iban

ser: era, eras, era,éramos, eran

ver: veía, veías, veía, veíamos, veían.

Oral Exercises

A. Repeat the sentence, changing it according to the clues:

1. Antonio vivía en Cuba.

María _____

Nosotros _____

_____los Estados Unidos.

Ellos _____

2. Juan le escuchaba al doctor.

Yo _____

_____ doctores.

Nosotros _____

Tú _____

3. Carmen era alta y morena.

_____ gorda _____

Tito _____

Ellos _____

_____felices.

Tú _____

4. Yo siempre les visitaba a mis abuelos.

_____abuela.

Ellos _____

Ayer por toda la tarde _____

Nosotros _____

B. Say each of the sentences, and then repeat, changing the present tense to the imperfect:

1. Carlitos no lleva lentes.
2. Señor Gomez se cura muy lentamente.
3. Me hinchan las manos.
4. Puedo hacerlo.
5. No les entiende a los médicos.
6. Julio siempre promete no beber mas.
7. Carlota se siente bien.
8. No sufro mucho.
9. (Tú) comes demadiado.
10. Siempre se cansa fácilmente.

C. Say the sentence, replacing the English with the proper tense and form of the verb.

1. Cada verano, _____ a trabajar a California
   we went

2. ¿Qué clase de operación _____ él?
   did he have

3. _____ cuando sufrió un ataque.
   She was eating

4. ¿ _____ usted un embarazo en los tubos?
   Did you have

5. De niño, ¿ _____ contento en la escuela?
   were you

6. ¿A qué edad _____ su padre?
   did (he) die

7. El niño nunca _____ cooperar con la enfermera.
   wanted to

8. ¿Qué tipo de insecto le _____ ?
   stung

9. ¿Qué hora _____ ?
   was it

10. Marco _____ hoy por la tarde.
   napped

Written Exercises

A. Translate the English words into Spanish:

1. ¿Qué hora _____ cuando vino Juana?
   was it

2. El abuelo le _____ todos los días.
   visited

3. Ella _____ cuando sufrió el ataque.
   was playing

4. El hombre siempre _____ y _____ .
   coughed   smoked

5. Mi amiga _____ mucho a la curandera.
   went

B. Place the verb in the correct past tense:
   (either preterite or imperfect)

1. ¿Cómo _____ Ud.?
   caer

2. Yo no le _____ al médico ayer.
   ver

3. El le _____ la temperatura a la niña.
   tomar

4. ¿Qué edad _____ cuando tuvo paperas?
   tener

5. De niño, ¿ _____ usted muy nervioso?
   ser

6. ¿Cuándo _____ los dolores?
   comenzar

7. ¿A qué edad _____ la operación?
   tener

8. ¿ _____ prematura la criatura?
   Llegar

9. ¿Por cuánto tiempo _____ Ud. la medicina?
   tomar

10. ¿Qué _____ Uds. ayer?
   comer

C. Rewrite the paragraph, putting the verbs in the proper past tense:

(Entrar) la mujer y su marido en la sala de emergencia del hospital. La enfermera (llamar) al ginecólogo y él (venir) de prisa.
La mujer (decir) que este (ser) el octavo mes del embarazo.
(Tener) la cara hinchada, los pies y las manos hinchados. (Quejarse) de náuseas y mareos. Después de tomarle la presión arterial y examinarla, el médico le (ayuda) con el ingreso al hospital.

_____

_____

_____

_____

_____

_____

_____

_____

_____

El Corazón - The Heart

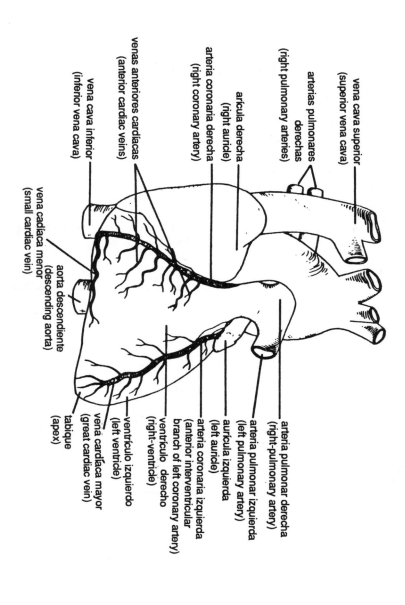

vena cava superior
(superior vena cava)

arterias pulmonares
derechas
(right pulmonary arteries)

aurícula derecha
(right auricle)

arteria coronaria derecha
(right coronary artery)

venas anteriores cardiacas
(anterior cardiac veins)

vena cava inferior
(inferior vena cava)

vena cardíaca menor
(small cardiac vein)

aorta descendiente
(descending aorta)

tabique
(apex)

vena cardíaca mayor
(great cardiac vein)

ventrículo izquierdo
(left ventricle)

ventrículo derecho
(right-ventricle)

arteria coronaria izquierda
(anterior interventricular
branch of left coronary artery)

aurícula izquierda
(left auricle)

arteria pulmonar izquierda
(left pulmonary artery)

arteria pulmonar derecha
(right-pulmonary artery)

El Corazón - The Heart

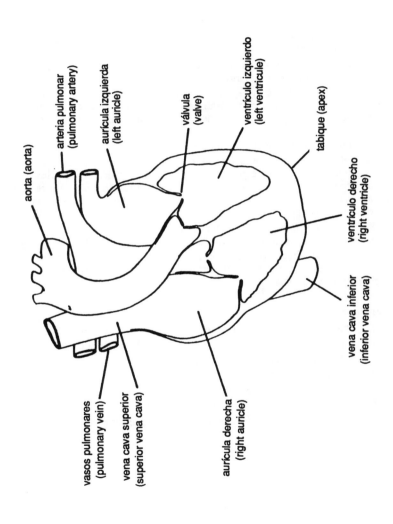

aorta (aorta)

arteria pulmonar (pulmonary artery)

aurícula izquierda (left auricle)

válvula (valve)

ventrículo izquierdo (left ventricle)

tabique (apex)

ventrículo derecho (right ventricle)

vena cava inferior (inferior vena cava)

vasos pulmonares (pulmonary vein)

vena cava superior (superior vena cava)

aurícula derecha (right auricle)

COMPRENSION
Birth - Condition of Mother and Baby
Vocabulario

incubadora	incubator
nacimiento	birth
pulgada	inch

El señor Dominguez esperaba el nacimiento de su hijo o hija en la sala de espera del hospital.

El parto de su mujer había empezado (had begun) a las cuatro de la tarde y habían ido al hospital a medianoche. Ahora eran las seis de la mañana.

Por fin salió el médico y le empezó a hablar: "Usted y su mujer tienen un hijo. Pesa ocho libras y mide veintiún pulgadas. Su mujer está bien. Si quiere, puede entrar para verle por dos o tres minutos. Ella está muy cansada."

"Y el bebé," dijo el padre, "¿está bien?"

"El bebé tiene un problema que se llama hipoglicemia. Esto les pasa a veces a los bebes al nacer, especialmente cuando la madre es diabética. Le pusimos a su hijo en una incubadora y ahora le damos una intravenosa que le va a ayudar. Normalmente esta condición se cura dentro de cinco dias, y el bebe queda sin problemas."

Padre: ¡Pero mi mujer no es diabética!

Medico: Sí, pero a veces ocurre con una madre no-diabética o con una mujer pre-diabética, es decir, que tiene la tendencia a diabetis. Para asegurarnos del caso, tenemos que hacer algunas pruebas después de que su mujer vuelve a casa.

Preguntas
1. ¿Qué hacía el señor Dominguez cuando empezó la historia?
2. ¿A qué hora empezaron los dolores de la señora Dominguez?
3. ¿A qué hora salieron para el hospital?
4. ¿Cómo está la señora?
5. ¿Qué problema tiene el bebé?
6. ¿Dónde está el bebé y qué tratamiento recibe?
7. ¿Qué quiere hacer el médico con la señora Dominguez?

CHAPTER **8**

DIÁLOGO
Repeat each phrase or sentence:

Medicamentos

¿Le han puesto alguna vez
inyecciones de penicilina,
antibioticos, sulfiamides,
sueros, (tabletas)?

¿Le ha caido mal alguna vez
una inyeccion?

¿Se ha puesto peor cuando
le han dado medicinas
para quitarle el dolor,
calmarle, o para hacerle
dormir?

¿Le caen mal los huevos
(blanquillos) o la leche?

¿Ha ido al doctor en los seis
últimos meses para
tratamiento contra el
asma, la reuma, contra el
dolor de los huesos, o la
alta presión de sangre?

¿Qué tipo de tratamiento
le dió?

Medicines

Have they ever given you
injections of penicillin,
antibiotics, sulfa, serum
(tablets, pills)?

Has an injection ever
disagreed with you?

Have you (ever) gotten
worse when you have
been given (they have
given you) medicines to
take away pain, calm you,
or to make you sleep?

Do eggs or milk disagree
with you?

Have you gone (been to) a
doctor in the past six
months for treatment for
asthma, rheumatism,
pains in the bones, high
blood pressure?

What type of treatment did
he give you?

Formas de medicamentos

Formas de medicamentos	Forms of medication
jarabe	syrup
pastillas	pills
tabletas	tablets
tónicos	tonics
calmantes	tranquilizers
cápsulas	capsules
laxantes	laxatives
sedantes	sedatives

Formas de medicamentos	Forms of medication (cont.)
purgantes	laxatives
ungüento, untura	unguent
suero	serum
supositorios	suppositories
adrenalina	adrenaline
antiácidos	antacids
analgésicos	analgesics
antibióticos	antibiotics
anticoagulante	anticoagulant
antihistaminas	antihistamines
aspirinas	aspirin
antídoto	antidote
atropina	atropine
barbitúricos	barbiturates
belladona	belladona
bicarbonato	bicarbonate
ácido bórico	boric acid
codeína	codeine
cortisona	cortisone
diurético	diuretic
estrógeno	estrogen
hormonas	hormones
paragórico	paregoric

Dosis	Dose
una cucharada	a tablespoon
cucharadita	teaspoon
media cucharadita	1/2 teaspoon
gotas	drops
disuelto en	dissolved in
con líquido	with liquid
antes de las comidas	before meals
después de las comidas	after meals
dos veces al día	2 times a day
cuatro veces al día	4 times a day
intravenoso	intravenous
por la boca	orally
si es necesario	if necessary

PAST PARTICIPLES AND THE PERFECT TENSE (PRESENT PERFECT)

The past participle is formed by adding these endings to the stem of regular verbs:

ayudar	-ado	ayudado	-	helped
beber	-ido	bebido	-	drunk
vivir	-ido	vivido	-	lived

The perfect tense is formed by the present tense of Haber (to have) plus the past participle:

Haber (to have, as a helping verb)

yo	he	nosotros	hemos
tú	has		
Ud.		Uds.	
él	ha	ellos	han
ella		ellas	

Ejemplos del Perfecto:

He hablado con Juan.	I have spoken with Juan.
Ya *hemos comido*.	We have already eaten.
Tu *no has aprendido* la lección	You have not learned the lesson.

Past participles ending in -ído (note accent)

caer	to fall	caído
creer	to believe	creído
leer	to read	leído
oír	to hear	oído
traer	to bring	traído

Irregular past participles:

abrir	to open	abierto
cubrir	to cover	cubierto
descubrir	to discover	descubierto
escribir	to write	escrito
morir	to die	muerto
poner	to put	puesto
romper	to break	roto
ver	to see	visto
volver	to retutn	vuelto
decir	to say	dicho
hacer	to do	hecho

Exercises

A. Repeat the sentence, changing it according to the clue:

1. El paciente no ha vuelto a la clínica.

Yo _____

Ellas _____

Marta y yo _____

Tú _____

2. El médico no ha visto los resultados.

Los médicos _____

Yo _____

Ustedes _____

Juana _____

3. Hemos terminado el examen.

Ella _____

Tú _____

Yo _____

Ellos _____

4. Carlos ha estado enfermo muchas veces.

Yo _____

Tú _____

Ellas _____

Usted _____

B. Answer the question in the perfect tense, following the example:

¿Estudió usted?   No he estudiado todavía (yet).

1. ¿Ya le vió al médico? _____

2. ¿Ya le dió la inyección? _____

3. ¿Ya le quitó usted el apéndice? _____

4. ¿Ya le pasó el dolor a usted? _____

5. ¿Ya hizo Juan el trabajo? _____

6. ¿Ya le puso usted la venda? _____

C. Say the sentence, changing the verb to the perfect tense, then answer the question positively:

1. ¿_____ usted dolor del estómago?

   Tener

2. ¿_____ él antes un ataque de corazón?

   Sufrir

3. ¿_____ usted entre reglas?

   Sangrar

4. ¿Le _____ alguien que usted tiene murmullo del corazón?

   decir

5. ¿_____ tú algo en la oreja?
   Poner

6. ¿_____ usted mucho peso?
   Ganar

7. ¿_____ ustedes vacunados contra polio?
   Ser

8. ¿_____ usted antes a este hospital?
   Venir

9. ¿_____ usted antes un antibiótico?
   Tomar

D. Write the verbs in the perfect tense:

1. Él _____ un ataque súbito.
   sufrir

2. Yo _____ al paciente, y está bien.
   examinar

3. ¿Cuánta veces _____ ésto?
   pasar

4. ¿ _____ ellos frecuentemente estos ataques?
   Sufrir

5. ¿Siempre _____ Ud. como trabajadora agrícola?
   trabajar

6. _____ ellos responder a todas las preguntas?
   Poder

7. El viejo _____ todos los días del mismo problema.
   quejarse

8. Los médicos le _____ el apéndice
   quitar

EL CALENDARIO (CALENDAR)

Los días de la semana--days of the week

lunes	Monday
martes	Tuesday
miércoles	Wednesday
jueves	Thursday
viernes	Friday
sábado	Saturday
domingo	Sunday

Los meses del año--months of the year

enero	January
febrero	February
marzo	March
abril	April
mayo	May
junio	June
julio	July
agosto	August
septiembre	September
octubre	October
noviembre	November
diciembre	December

A date is usually stated in the following manner:

lunes, el *tres* de *noviembre* de *1975* (*mil novecientos setenta y cinco*).
  (day)   (date)   (month)   (year)

Abbreviated, it is 3/11/75, instead of the English 11/3/75.

Exercises:

A. Say the following dates in Spanish:
1. Tuesday, the eighth of April
2. Friday, the thirteenth of March
3. Monday, the twenty-eighth of February
4. Thursday, the first of May
5. Sunday, the tenth of August
6. Wednesday, the twentieth of November
7. Saturday, the seventeenth of January

B. Write the following dates in Spanish:
1. 1/24/70 _____
2. 3/18/85 _____
3. 6/12/76 _____
4. 1/6/91 _____
5. 12/2/37 _____

C. Translate the following sentences into Spanish:
1. He came Wednesday.

    _____

2. Please return Saturday at noon (Ud.).

    _____

3. I had an appointment Friday afternoon.

    _____

4. They came Thursday morning at 8:00 without eating.

    _____

5. Did you (tú) come on Monday?

D. Place the verb in the correct past tense:

1. ¿_____ usted bien anoche?
   Did you rest

2. Ya le_____ el yeso (cast) en el brazo quebrado.
   I have put

3. ¿_____ (usted) las tabletas?
   Did you take

4. ¿_____ antes las muletas (crutches)?
   Have you used

5. Alguna vez_____ (usted) sangre?
   have you spit

6. Al empezar el parto,_____ la bolsa de aguas.
   broke

7. Ella le_____ todos los días.
   visited

8. ¿Cuándo_____ el niño?
   was he born

9. ¿Cuántas veces_____ ésto?
   has happened

10. El médico_____ una receta.
    was writing

11. El viejo_____ un ataque del corazón.
    suffered

12. ¿_____ usted la medicina por mucho tiempo?
    Have you taken

13. ¿_____ (tú) la medicina?
    Did you take

14. ¿Cuándo le_____ el gato?
    did it bite

15. ¿Cómo_____ el gato?
    was it like

16. ¿_____ mareos antes?
    Have you had

17. ¿Cómo_____ el accidente?
    did it occur

18. ¿De qué_____ su madre?
    did she die

19. ¿Cuándo_____ (usted) el cambio?
    did you notice

20. ¿Sabe usted cuál_____ la causa del fiebre?
    was

Los Músculos - The Muscles

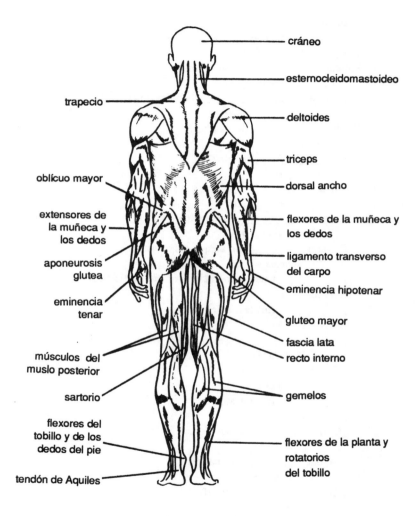

cráneo

esternocleidomastoideo

trapecio

deltoides

triceps

oblícuo mayor

dorsal ancho

extensores de
la muñeca y
los dedos

flexores de la muñeca y
los dedos

aponeurosis
glutea

ligamento transverso
del carpo

eminencia
tenar

eminencia hipotenar

gluteo mayor

músculos del
muslo posterior

fascia lata

recto interno

sartorio

gemelos

flexores del
tobillo y de los
dedos del pie

flexores de la planta y
rotatorios
del tobillo

tendón de Aquiles

COMPRENSION
Patient Instructions for Medications
Vocabulario

caja de cultivo	Petri dish
caja de Petri	
despedirse	to bid goodbye
estropajo, hisopo	cotton-tipped swab
muestra	specimen

La doctora Medina terminó el examen de su paciente y le tomó una muestra de la garganta. Tocó el hisopo al agar en una caja de Petri y esperó unas veinticuatro horas. La sacó de la incubadora y la miró, y al ver las colonias de bacteria estreptococo, le llamó al paciente. Le dijo que tenia que tomar un antibiótico.

"Primero, ¿tiene usted alergia a la penicilina, u otro antibiótico?"

El paciente dijo que no, y la doctora continuó; "Le voy a llamar al farmacista y darle una receta para medicina. Hay que tomar una tableta cuatro veces al dia--cada seis horas ... Es necesario continuar tomando la medicina por diez días."

El paciente hizo la pregunta: "¿y si me mejoro antes?"

Dijo la doctora, "Hay que seguir tomando la medicina por diez días para estar seguro de la cura."

Se despidieron, y la doctora llamó al farmacista.

Preguntas

1. ¿Qué problema tiene el paciente?
2. ¿Qué pregunta le hace la doctora antes de darle la medicina?
3. ¿Cuántas veces al día tiene que tomar la medicina?
4. ¿Cuántos días debe tomar la medicina?

CHAPTER **9**

DIÁLOGO

Repeat each phrase or sentence.

Laboratorio
Voy a tomar una muestra de
    sangre
    orina
    esputo
Vamos a darle una prueba
de la piel (de la tuberculina).
Voy a tomar unos radiografías.
Ud. tomará una sustancia
opaca.
Beba esto.
¿Se ha desayunado hoy?

Venga en ayunas.
No coma ni beba nada
despues de de las....
Coma y vuelva en (una
hora)....
Vaya al cuarto de baño (o
excusado) y ponga orina
en este recipiente.

Laboratorio
Traiga una muestra de
excremento en esta jarra.
Por favor, haga un puño.
Abra la mano.
Doble el codo.
Le enviaré los resultados de
las pruebas al médico
suyo, que los explicará.

Laboratory
I am going to take a specimen of
    blood
    urine
    saliva
We are going to do a skin
test (tuberculosis).
I am going to take some x-rays.
You are going to take a
white opaque substance.
Drink this.
Did you have your breakfast
today?
Come fasting.
Don't eat or drink anything
after....
Eat and return in (one
hour)....
Go into the bathroom and
put urine into this bottle.

Laboratory
Bring a fecal specimen in
this jar.
Please make a fist.
Open your hand.
Bend your elbow.
I will send the results of the
tests to your doctor, who
will explain them.

GUSTAR AND FALTAR

Gustar (le) means "to be pleasing to [one]" or "to like." It is used with the indirect object.

Me gusta. It is pleasing to me. I like it.

<u>Me</u> <u>gusta</u> <u>el libro</u>.
object verb noun

The subject usually follows the verb.

No le gusta la medicina. He does not like the medicine.
No le gustan las pastillas. He does not like the pills.

When the verb takes a third person object (le, les), it may be explained by "a" + noun, or "a" + prepositional pronoun.

No le gusta la medicina **a María.**
No le gustan las pastillas **a Juana.**

The verb can also be used when an action is pleasing, using the infinitive as (singular) subject.

Me gusta leer. I like to read.
Nos gusta trabajar. We like to work.

Following the same pattern are caer(le) bien and caer(le) mal. The first carries the meaning "to agree with" and the latter, "to disagree with."

¿Le cayó bien la idea? Did you like the idea?
Me cae mal la penicilina. Penicillin disagrees with me.
  (makes me ill)
¿Le caen bien los huevos? Do eggs agree with you?
(blanquillos*).

Faltar(le) follows these same rules. It means "to need," or "to be lacking."

Me falta el dinero para comprar la medicina.

I need (am lacking) the money to buy the medicine.

Le faltan zapatos a Juan. Juan needs (is lacking) shoes.

Exercises

A. Repeat the sentence, changing it according to the clues:

1. Me gusta el libro.

_____ beber.

Le _____

_____ estos métodos.

_____ caen bien _____

_____ la idea.

---

*Blanquillos is used mostly in the Southwest United States to mean eggs.

No _____
_____los sueros
_____la medicina.
Me _____
Sí, _____
_____ falta _____
_____ dinero
2. Me gustan los huevos.
_____ comer.
A Juan _____
_____ las enfermeras.
A tí, _____
_____ este médico.
_____ no _____
_____ cae bien _____
_____las inyecciones.
_____ te faltan _____
_____una inyección.

B. Translate the English to Spanish:
   1. The meal (la comida) disagreed with me.

   _____

   2. ¿Do you like pills more than syrup?

   _____

   3. I need one sock.

   _____

   4. Aspirin disagrees with him.

   _____

   5. I don't like spiders.

   _____

   6. He doesn't like hospitals.

   _____

THE FUTURE TENSE

To form the future tense, add the following endings to the infinitive:

	Tomar	**Comer**	**Vivir**
Yo	tomaré	comeré	viviré
Tú	tomarás	comerás	vivirás
Él Ella Usted (Ud.)	tomará	comerá	vivirá
Nosotros	tomaremos	comeremos	viviremos
Ellos Ellas Uds.	tomarán	comerán	vivirán

tomaré --I shall drink
comerá--you will eat
vivirán--they will live (or you - Uds.)

The irregular verbs change in the stem and use the regular tense endings.

caber	cabré	cabras	cabrá	cabremos	cabrán
haber	habré	habras	habrá	habremos	habrán
poder	podré	podrás	podrá	podremos	podrán
querer	querré	querrás	querrá	querremos	querrán
saber	sabré	sabrá	sabrá	sabremos	sabrán
poner	pondré	pondrás	pondrá	pondremos	pondrán
salir	saldré	saldrás	saldrá	saldremos	saldrán
tener	tendré	tendrás	tendrá	tendremos	tendrán
venir	vendré	vendrás	vendrá	vendremos	vendrán
decir	diré	dirás	dirá	diremos	dirán
hacer	haré	harás	hará	haremos	harán

Exercises

A. Say the sentence, changing it according to the clue:

   1. Tendré veinticinco años en enero.

      Él _____

      Ellos _____

      Nosotros _____

      Tú _____

2. Él podrá volver mañana.

Yo _____

Ustedes _____

Carmen y yo _____

Tú _____

3. Saldrán para el hospital en seguida.

Usted _____

Juan _____

Marta y su hijo _____

Yo _____

4. No abriré la boca.

Tú _____

Juanito _____

Nosotros _____

Ellos _____

5. ¿Comerá bien en el hospital?

¿Yo _____ ?

¿Ellas _____ ?

¿Tú _____ ?

¿María y yo _____ ?

B. Say the sentence and repeat changing the verb from the present to the future tense:

1. La clínica *empieza* a las ocho de la mañana.
2. *Es* necesario tomar la medicina.
3. Roberto *viene* a verle.
4. El médico me *dice* los resultados.
5. Juanito *va* al exusado.
6. La vieja *está* cansada.
7. No me *siento* bien.
8. ¿*Tiene* usted dolor muy fuerte del estómago?
9. El niño se *duerme* a las siete.
10. ¿Le *cae* mal la comida?

C. Say the above sentences, changing the verb to the preterite.

D. Say the above sentences in the imperfect, with the following additions:

1. Cada día _____
2. _____ todos los días.
3. Todos los días _____
4. _____ , cuando entró la enfermera.
5. _____ muchas veces.
6. Siempre _____

7. El mes entero _____

8. La samana pasada _____

9. _____ cada noche.

10. Siempre _____

E. Answer the question according to the clue:

1. ¿Lleva dentadura postiza el viejo? (Sí)
2. ¿Ha perdido usted mucho peso? (No)
3. ¿Cuál de sus niños está enfermo? (mi hijo Juanito)
4. ¿Cuándo se pusieron ustedes enfermos? (anoche)
5. ¿Dónde vivían ustedes cuando nació el niño?
   (México)
6. ¿Ha sufrido usted de úlceras? (Nunca)
7. ¿Podrá usted venir mañana a las ocho, sin comer? (Sí)
8. ¿Me van a operar? (No)
9. ¿Tendré que volver para más tratamientos? (Sí)
10. ¿Sufrió usted un ataque ayer? (No, anteayer)

F. Complete the sentence with the proper future form of the Spanish verb:

1. No _____ Ud. mucho dolor de la examinación.
         tener

2. El médico le _____ los resultados.
              decir

3. Ellas le _____ visitar mañana.
         poder

4. Con esto (tú) _____ mejor.
           respirar

5. Yo le _____ ahora.
       examinar

6. Ud. lo _____
        ver

7. La enfermera _____ la venda.
           cortar

8. El viejo no_____ seguir las instrucciones.
       querer

The future tense can also be used to indicate probability:

María no ha venido, estará enferma.

Maria has not come, she is probably sick.

G. Translate into Spanish:
1. It isn't serious. You (Ud.) probably have a grippe.

   _____

2. You will go home this afternoon.

   _____

3. I will come back to see you tomorrow.

   _____

4. This medicine will help you.

   _____

5. The doctor will tell you the results in two days.

   _____

COMPARISON OF INEQUALITIES

An unequal comparison is usually made in Spanish by adding the following to the adjective:

más interesante *que*	more interesting than
menos interesante *que*	less interesting that (with the thing being compared to coming after the word "que" [than]).
Juan es más alto que yo.	Juan is taller than I.

"Than" is translated "de" when it precedes a number, unless the sentence is negative.

Las tabletas costaron más de seis dólares.

No tenía más que tres dólares.

There are very few exceptions to this. They are:

grande - big, great	pequeño (a) - small
mayor - bigger, older	menor - smaler , younger
el (la) mayor - biggest, oldest	el (la) menor - smallest, youngest
(los, las mayores)	(los, las menores)
bueno (a) - good	malo (a) - bad
mejor - better	peor - worse
el (la) mejor - best	el (la) peor - worst
(los, las mejores)	(los, las peores)

COMPARISON OF EQUALS

Comparison of equals is made by adding to the adjective or adverb:
tan ... como

Yo estoy tan cansado como Ud.	I am as tired as you.

As much as (as many as) is translated as: *tanto como*. *Tanto* with the noun it modifies: *tanto, tanta, tantos, tantas*.

El niño come tanto como su padre.	The child eats as much as his father.
Abril tiene tantos días como junio.	April has as many days as Ju...

Exercises

A. Repeat the sentence, then answer according to the clue:

       Example: Juan tiene 13 años. (mayor)

       Answer: Yo soy mayor que Juan.

    1. Juan tiene cuarenta y dos años. (yo, menor)

    2. ¿Este libro es mejor que ese? (No, peor)

    3. Anatomía es menos interesante que cirugía. (No, más)

    4. La pastilla es más peligrosa que la inyección. (No, menos)

    5. ¿Eres más alta que María? (No, menos)

    6. ¿Estudias menos que Manuel? (No, tanto)

B. Say the sentence, changing it according to the clues:

    1. Miguel tiene menos síntomas que su hermana

          _____ más _____

          _____ tantos _____

          _____sus padres.

   Los niños   _____

C. Translate the following sentences into Spanish:

    1. He is better now.

    2. He bought as many books as possible.

    3. Marta is younger than eighteen.

    4. Carlitos sees more today than yesterday.

    5. She is the oldest of the family.

    6. They don't have as many problems, now.

    7. This medicine is good. That one isn't as good.

    8. He has the worst case of the flu that I have seen.

    9. No, mine is worse.

El Esqueleto - The Skeleton

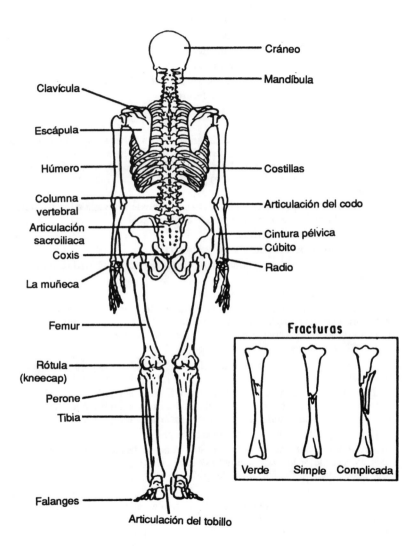

Cráneo

Mandíbula

Clavícula

Escápula

Húmero

Columna vertebral

Articulación sacroiliaca

Coxis

La muñeca

Costillas

Articulación del codo

Cintura pélvica

Cúbito

Radio

Femur

Rótula (kneecap)

Perone

Tibia

Fracturas

Verde   Simple   Complicada

Falanges

Articulación del tobillo

COMPRENSION
Computarized tomography
Vocabulario

cintitas	ties
como si tuvieran	as if they had
daño	harm
máquina	machine
procedimiento	procedure
que se lo diga	that I say it (this is the subjunctive - for future)
sino que	except that

Técnico: "Esta máquina saca radiografías de la cabeza y también de todo el cuerpo. Es como una máquina de radiografía corriente, pero en vez de permitirnos ver unicamente los huesos, también nos deja ver los órganos internos. Así el Radiólogo (el médico) puede ver con más facilidad si hay problemas.

"Ud. no tendrá que hacer nada. La camilla puede moverse a la posición correcta, y la máquina se mueve para sacar las fotos.

"Favor de subir a la camilla."

El paciente sube a la camilla sin problemas.

T: "Por favor, acuéstese boca arriba con la cabeza aquí." (Muestra la cabecera)

P: "¿Tengo que quitarme los lentes?"

T: "Sí, por favor. Baje la barbilla más al cuello, por favor. Ahora le voy a poner unas cintitas alrededor de la barbilla y la frente para que no se muevan durante las fotos. ¿Le molestan las cintitas así?"

P: "No. Estoy bien."

T: "Ahora voy a subir la camilla a la posición necesaria para sacar las radiografias."

T: "Por favor, cierre los ojos un minuto. Bien. Los puede abrir. Ahora voy a mover la camilla para ponerle la cabeza dento del círculo. Nada le va a tocar, sino que la máquina se va mover y sacar las radiografías."

(Pasan algunos minutos - sacan las radiografías)

"Ahora le voy a dar una inyección en una vena del brazo. Es un color para dejarnos ver mejor los vasos sanguíneos. El color no contiene ningún metal ¿Me puede decir si tiene alguna alergía?

P: "Creo que no."

T: "Haga un puño, por favor. Algunos sienten el sabor del color al inyectarlo (es sabor de iodo) o sienten como si tuvieran fiebre, pero esto es normal, y pasa rápidamente. No le va a hacer ningún daño.

"Ahora, vamos a sacar las últimas radiografías. Por favor, sostenga la respiración al mismo nivel cada vez que se lo diga yo."

Preguntas

1. ¿Para qué van a sacar las radiografías?
2. ¿Qué tiene que hacer el paciente durante el procediminento?
3. ¿Por qué le da la inyección al paciente?
4. ¿Qué siente el paciente durante el procedimiento?

CHAPTER 10

Repeat each phrase or sentence:

Paciente: Doctor, no me
   siento bien.
Médico: ¿Me puede decir
   cuáles síntomas tiene?
P: Por unas semanas, me he
   sentido sin fuerzas -
   muy cansada, aunque
   duermo ocho horas cada
   noche.
M: ¿Algo más?
P: Estoy perdiendo bastante
   peso - de ciento sesenta
   a ciento cuarenta y cinco
   libras, en unos meses, y
   sigo comiendo lo mismo
   que antes. También he
   notado que estoy
   tomando mucho líquido y
   todavía me quedo con
   sed.
M: ¿Tiene ganas de orinar
   mucho?
P: Sí.
M: Entre sus parientes, ¿hay
   alguien que padece de
   diabetes?
P: Sí, mis dos hermanos
   ahora están tomando
   una pastilla para
   control de su diabetes.
M: Creo que serán
   necesarios unos análises
   para hacer un buen
   diagnosis del problema.
   La enfermera le explicará
   lo que tiene que hacer.

Doctor, I don't feel well.
   Can you tell me what
   symptoms you have?
For several weeks, I haven't
   had any energy - very
   tired, although I sleep 8
   hours every night.

Anything else?
I am losing some weight -
   from 160 to 145 pounds
   in a few months, and I
   am eating the same
   amount as before. I've
   also noticed that I am
   drinking a lot of liquid
   and I am still thirsty.

Do you need to urinate
   a lot?
Yes.
Among your relatives, is
   there anyone who has
   diabetes?
Yes, my 2 brothers are now
   taking a pill to
   control their diabetes.

I think some lab tests will be
   necessary in order to
   make a thorough
   diagnosis. The nurse will
   explain what you have to
   do.

PRESENT PROGRESSIVE

This tense is used to indicate an action that is in progress. It cannot be used, as the present tense can, to describe a future action. It is formed by using an auxiliary verb in the present tense and a present participle.

Present Participle

The present participle is formed by removing the infinitive ending and adding the present participle ending, -ando, or -iendo (or -yendo). Note that the -er and -ir verbs have the same ending.

habl*ar*	habla*ndo*
com*er*	comi*endo*
viv*ir*	vivi*endo*

The -yendo ending is used when the stem of the -er or -ir verb ends in a vowel:

o*ír*	o*yendo*
ca*er*	ca*yendo*

Stem changing -ir verbs change the stem vowel "e" to "i" and "o" to "u" as in the third person singular of the preterite when forming the present participle.

decir	dic*iendo*
venir	vin*iendo*
poder	pud*iendo*

Ir also uses this format, the present participle, being *-yendo*.

Exercises

Form the present participle of the following verbs:

1. hablar _____
2. medir _____
3. lavar _____
4. bañar _____
5. decir _____
6. comer _____
7. vivir _____
8. preparar _____
9. ver _____
10. descansar _____

Present Progressive Tense

The helping verb in the present progressive tense is usually estar, but sometimes other verbs are used, such as **seguir, andar, ir,** and **venir.**

Examples:

Él sigue sangrando.	He continues to bleed.
La viejecita va quejándose del hospital.	The (little) old lady is complaining about the hospital.
La pediatra le está examinando ahora.	The pediatrician is examining him now.

Exercises

A. Repeat the sentence, changing it according to the clues:

1. Estoy comiendo la cena.

   Tú _____

   Ellos _____

   Nosotros _____

   Usted _____

2. Sigo bebiendo mucha agua.

   Él _____

   Juanita y yo _____

   Tú _____

   Ustedes _____

3. La enfermera lo está preparando ahora.

   Yo _____

   Tú _____

   Ustedes _____

   Él _____

4. Yo sigo estudiando español.

   Tú _____

   Nosotras _____

   Los doctores Suárez _____

   Ella _____

B. Read the sentence. Then repeat it, changing the verb to the present progressive:

1. La criatura llora mucho. _____

2. Exageras los problemas. _____

3. Hablo ahora con el médico. _____

4. La enfermera le ayuda. _____

5. Le llaman a la pediatra. _____

6. El bebé no respira bien. _____

7. Sufro un ataque ahora. _____

8. Le escucho el corazón. _____

9. Me hincha mucho la mano picada. _____

10. Los médicos estudian los resultados de las pruebas. _____

C. Complete the sentence in the progressive tense:

1. La quebradura _____ rápidamente.

               juntarse

2. La úlcera _____

          sangrar

3. Yo no _____ mucho azúcar ahora.

     comer

4. La madre le _____ al nene muchos líquidos.
   dar

5. ¿Por qué me _____ usted esto?
   decir

6. _____ el dolor con la medicina.
   Aliviarse

7. El viejo _____ demasiado medicina.
   tomar

8. El paciente _____ peso.
   perder

9. El _____ toda clase de dulces.
   evitar

10. La criatura se _____ mucho.
    rasgar

SUFFIXES WITH SPECIAL MEANING

-ito	-illo	-ico
-ita	-illa	-ica

Above is a list of diminutives, frequently used, which indicate small size or an attitude of tenderness toward the subject, or both. These are used more frequently by women than by men.

mi hijita	my little girl
La nena es tan flaquita.	The little girl is so thin.

People in different Spanish-speaking groups prefer different diminutives.

Sometimes a change in endings may change the meaning of the word, so it is not recommended that you simply tack endings on indiscriminately. For example:

camilla - stretcher	camita - crib
ahora - now	ahorita - right now
pasta - paste	pastilla - pill

-ón	-ote
-ona	-ota

These are "augmentatives," which make the meaning of a word "even more so." They can mean "larger in size," and sometimes imply disapproval:

el niño es barrigón	has a large abdomen
el niño es cabezota	has a large head
ese hombrón	huge man

COMPRENSION
Injection of Insulin

Vocabulario

burbuja	bubble
émbolo	plunger
estirar	to stretch
evitar	to avoid
goma	rubber
hasta que se acostumbre	until you become accustomed
mezclar	to mix
mojado	dampened

"Como ya sabe usted que tiene diabetes, tiene que aprender como cuidarse. Usted padece del tipo de diabetes que requiere insulina inyectada todos los días.

Permítame presentarle a la Señora Gomez que le explicará el método de darse la inyección. Su mujer debe aprenderlo también para poder ayudarle. La Señora Gómez le ayudará a aprenderlo hasta que se acostumbre a darse la inyección."

Dice la Señora Gomez: "La primera cosa que hay que recordar es lavarse las manos. Para evitar infección todo tiene que estar muy limpio.

Después de lavarse, tome la botellita y muévala suavemente de un lado a otro para mezclar la insulina y evitar burbujas.

Entonces limpie la parte de arriba de la botellita con algodón mojado con setenta porciento alcohol por veinticuatro horas.

Saque el émbolo de la jeringa hasta la marca de la dosis que necesita.

Después, invierta la botellita e inserte la aguja por la goma limpia. Inyecte el aire en la botella, y saque el émbolo hasta un poco pasado la marca de la dosis. Empuje lentamente el émbolo hasta llegar la insulina a la marca exacta. Saque la aguja de la botellita y ponga la jeringa encima de la caja. Hay que cuidarse de que no toque* nada la aguja.

Limpie bien la piel con otro pedazo de algodón y alcohol, y estire la piel sin tocar el sito de la inyección.

Pínchese rápidamente con la aguja y tire el émbolo un poco hacia atrás. Si no ve sangre en la jeringa, apriete lentamente el émbolo hasta dejar vacia la jeringa. Si sale sangre, hay que sacar la aguja y darse la inyección en otro sitio.

Saque la aguja, cubra el sitio de al inyección con el algodón y alcohol por treinta segundos, y ya está.

Para terminar, escriba en este cuadernito la hora, cuánta insulina ha tomado, y el sitio de la inyección.

Ahora vamos a practicar con esta naranja . . ."

---

* tocar

Preguntas

1. ¿Por qué se le presenta el paciente a la señora Gomez?
2. ¿Qué hay que hacer antes de empezar a darse la inyección?
3. ¿Cómo se mezcla la insulina?
4. ¿Cómo se limpia la piel?
5. Si ve sangre en la jeringa al pincharse, ¿qué hay que hacer?
6. ¿Qué es la última cosa que hay que hacer?

REVIEW EXERCISES

A. Choose the best response:
1. ¿Puede Ud. oír bien?
    a. Me encuentro muy mal.
    b. Veo todo.
    c. Oígo bien.
    d. No lo quiero.
2. ¿A qué hora llegó Ud.?
    a. Muy bien, gracias.
    b. A eso de las cinco.
    c. Siempre llego a las ocho.
    d. Está muy cansado.
3. ¿Le dió la medicina?
    a. No muy fuerte.
    b. Toma drogas.
    c. Se me olvidó.
    d. Sufre muchos ataques.
4. ¿Dónde tienes dolor?
    a. En la espalda.
    b. Cada cinco minutos.
    c. Ayer, nadamás.
    d. No, tengo hambre.
5. ¿Cuál es su trabajo?
    a. Este me gusta más.
    b. Estoy bien, gracias.
    c. Soy enfermera.
    d. Me llamo Adela.

B. Mark each statement below true (Sí) or untrue (No):
1. Varicela es una enfermedad de los viejos. _____
2. Cuando uno sufre de diabetes, tiene poca sed. _____
3. Nacer "de nalgas" es lo normal. _____
4. Un vaso es un órgano. _____
5. Un reconocimiento físico se hace después de ponerse toda la ropa. _____
6. Cuando el paciente tiene gripe, el médico normalmente le da una receta para antibiótico. _____
7. Hay que tapar bien a las criaturas que tienen fiebre. _____
8. Hinchazón de la cara es señal de problemas en el embarazo. _____

C. Answer each question in the negative:
   1. ¿Ha sufrido Ud. de úlceras?

   _____

   2. ¿Le cae mal a la criatura alguna comida?

   _____

   3. ¿Tiene Ud. hermanos?

   _____

   4. ¿Padece de diabetes alguien de la familia?

   _____

   5. ¿Ha notado Ud. un cambio de la condición de la piel?

   _____

   6. ¿Le mordió el perro ayer?

   _____

   7. ¿Alguna vez ha sufrido de tuberculosis o de asma?

   _____

   8. ¿Tiene usted que dormir con muchas almohadas para respirar bien?

   _____

   9. ¿Le han quitado el apéndice o las anginas?

   _____

   10. ¿Ha sido vacunado contra tétano o difteria?

   _____

D. Choose the word or expression which is most similar to the one
   underlined:
   1. <u>Me cae mal</u> la penicilina.   a. le hace falta _____
   2. <u>Tengo dolor</u> de las piernas.   b. sarampión alemán _____
   3. No <u>tengo ganas</u> de comer.   c. sin comer _____
   4. El niño sufre de <u>rubeola</u>.   d. sarampión de diez días_____
   5. Buenos dias. <u>¿Cómo está?</u>   e. Me duelen _____
   6. Recibí la vacuna contra <u>sarampión</u>. f. Me enfermo de_____
   7. Mañana hay que venir <u>en ayunas.</u>   g. Quiero_____
   8. Él <u>necesita</u> recibir tratamiento   h. se siente _____
      inmediato.   i. seria _____
   9. Juanito es el <u>menor</u> de la familia. j. más joven_____
   10. El resfriado no es nada <u>grave</u>.

E. Write the correct number in Spanish:
   a. 10:30 _____   f. 99 _____
   b. April 22, 1978 _____   g. exactly 12:00 noon____
   c. 78 years old _____   h. 9:45 _____
   d. 102° _____   i. 5 minutes past 8:00 ___
   e. 18 years old _____   j. September 5, 1963 ____

F. Write a question according to the answers given below:

1. _____
   Me acuesto a las diez cada noche.

2. _____
   Si, antes he sufrido ataques como este.

3. _____
   No sé cuales medicinas me dan.

4. _____
   El niño se asusta fácilmente.

5. _____
   La clínica está en el quinto piso.

6. _____
   Las flores son mías.

7. _____
   Mi madre lleva dentadura postiza.

8. _____
   Si, se me hinchó la picadura.

9. _____
   La medicina es para quitarle el dolor.

10. _____
   Ella tiene doce años.

G. Complete the sentence with the appropriate verb form:

1. Yo no _____ ahora si tomé la pastilla o no.
   remember

2. Por favor, _____ Ud. el jueves que viene.
   return

3. Yo _____ demasiado.
   get angry

4. ¿Cuántas personas _____ en su familia?
   are there

5. Todo el año pasado, yo _____ muy cansado.
   was

6. _____con la boca abierta, por favor.
   Breathe

7. Ud. _____ en el hospital, por lo menos una noche.
   should stay

8. ¿ _____problemas con el embatazo?
   Were there

9. ¿A qué edad _____ la operación?
   did she have

10. ¿ _____ Ud. muchos ataques anus?
   Have you suffered

H. Complete the sentence with the appropriate word or phrase:

1. ¿Ha sido Ud. _____ contra polio?
   vaccinated

2. Ud. _____ una inyección de penicilina.
   need

3. Vamos al cuarto de _____
   delivery room

4. Quítese _____ y póngase _____ por favor.
   your blouse   the robe

5. _____ el codo, por favor.
   Bend

6. _____ toser.
   Would you please

7. Voy a poner el termómetro _____ la lengua.
   underneath

8. Tenemos que _____
   take a little blood

9. ¿_____ ahora medicina para la alta presión de sangre?
   Are you taking

10. ¿_____ este sonido?
   Are you able to hear

I. Write the definition and indefinite articles for each noun:

1. ojo _____   11. síntoma _____
2. enfermedad _____   12. embarazo _____
3. pulmonia _____   13. vaso _____
4. dientes _____   14. avispa _____
5. brazo _____   15. medicinas _____
6. glándula _____   16. examen _____
7. iritis _____   17. cama _____
8. hombro _____   18. tratamiento _____
9. dolor _____   19. jabón _____
10. hospital _____   20. fiebre _____

J. Write the demonstrative adjectives for each of the nouns in I:
   example: libro - _este_ libro, _ese_ libro, _aquel_ libro

1. _____   11. _____
2. _____   12. _____
3. _____   13. _____
4. _____   14. _____
5. _____   15. _____
6. _____   16. _____

7.	_____	17.	_____
8.	_____	18.	_____
9.	_____	19.	_____
10.	_____	20.	_____

K. Write the following verbs in the tenses and persons indicated:

Infinitive	Person	Present	Present Progressive	Future
Descansar	Yo			
	tú			
	él			
	nosotros			
Aliviar	Yo			
	usted			
	nosotros			
	ellos			
Sufrir	Yo			
	tú			
	ella			
	nosotros			
	ellos			
Volver	Yo			
	él			
	nosotros			
	ustedes			
Comprender	Yo			
	tú			
	ella			
	nosotros			
	ellas			

Infinitive	Person	Present	Present Progressive	Future
Poner	Yo			
	tú			
	él			
	nosotros			
	ustedes			
Pedir	Yo			
	tú			
	ella			
	nosotros			
	ellos			
Almorzar	Yo			
	tú			
	ella			
	nosotros			
	ellos			
Dormir	Yo			
	tú			
	ella			
	nosotros			
	ustedes			
Consentir	Yo			
	tú			
	él			
	nosotros			
	ellas			
Morir	Yo			
	tú			

Infinitive	Person	Present	Present Progressive	Future
Morir	él			
	nosotros			
	ustedes			
Pensar	Yo			
	tú			
	ella			
	nosotros			
	ellos			
Acompañar	Yo			
	tú			
	usted			
	nosotros			
	ellos			
Despertar	Yo			
	tú			
	usted			
	nosotros			
	ustedes			
Fracturar	Yo			
	tú			
	él			
	nosotros			
	ellas			
Necesitar	Yo			
	tú			
	ella			
	nosotros			

Infinitive	Person	Present	Present Progressive	Future
	ustedes			
Quitarse	Yo			
	tú			
	él			
	nosotros			
	ustedes			
Tomar	Yo			
	tú			
	ella			
	nosotros			
	ellas			
Entender	Yo			
	tú			
	usted			
	nosotros			
	ellas			
Ir	Yo			
	tú			
	ella			
	nosotros			
	ustedes			
Ser	Yo			
	tú			
	usted			
	nosotros			
	elios			

Infinitive	Person	Present	Present Progressive	Future
Estar	Yo			
	tú			
	ella			
	nosotros			
	ustedes			

Infinitive	Command	Person	Preterite	Imperfect
Descansar		Yo		
		tú		
		él		
		nosotros		
Aliviar		Yo		
		usted		
		nosotros		
		ellos		
Sufrir	No	Yo		
	No	tú		
		ella		
		nosotros		
		ellos		
Volver		Yo		
		él		
		nosotros		
		ustedes		
Comprender		Yo		
		tú		
		ella		

Infinitive	Command	Person	Preterite	Imperfect
		nosotros		
		ellas		
Poner		Yo		
		tú		
		él		
		nosotros		
		ustedes		
Pedir		Yo		
		tú		
		ella		
		nosotros		
		ellos		
Almorzar		Yo		
		tú		
		ella		
		nosotros		
		ellos		
Dormir		Yo		
		tú		
		ella		
		nosotros		
		ustedes		
Consertir		Yo		
		tú		
		él		
		nosotros		
		ellas		

Infinitive	Command	Person	Preterite	Imperfect
Morir	No	Yo		
	No	tú		
		él		
		nosotros		
		ustedes		
Pensar		Yo		
		tú		
		ella		
		nosotros		
		ellos		
Acompañar		Yo		
		tú		
		usted		
		nosotros		
		ellos		
Despertar		Yo		
		tú		
		usted		
		nosotros		
		ustedes		
Fracturar		Yo		
		tú		
		usted		
		nosotros		
		ellas		
Necesitar		Yo		
		tú		

Infinitive	Command	Person	Preterite	Imperfect
		ella		
		nosotros		
		ustedess		
Quitarse		Yo		
		tú		
		él		
		nosotros		
		ustedes		
Tomar		Yo		
		tú		
		ella		
		nosotros		
		ellas		
Entender		Yo		
		tú		
		usted		
		nosotros		
		ellas		
Ir		Yo		
		tú		
		ella		
		nosotros		
		ustedes		
Ser		Yo		
		tú		
		usted		
		nosotros		

Infinitive	Command	Person	Preterite	Imperfect
		ellos		
Estar		Yo		
		tú		
		usted		
		nosotros		
		ellos		

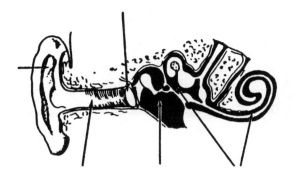

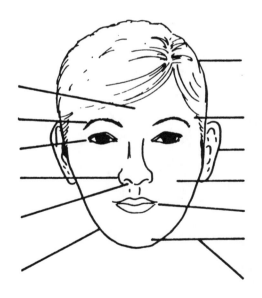

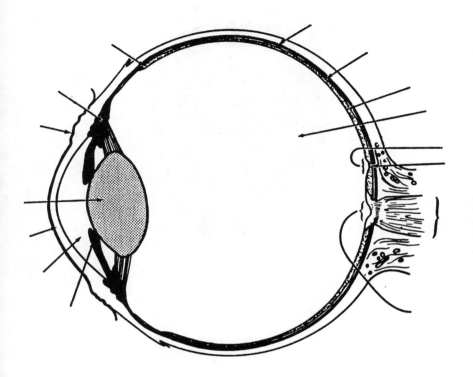

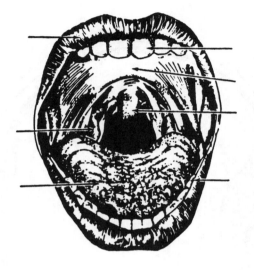

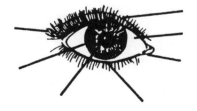

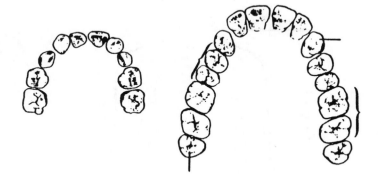

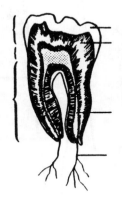

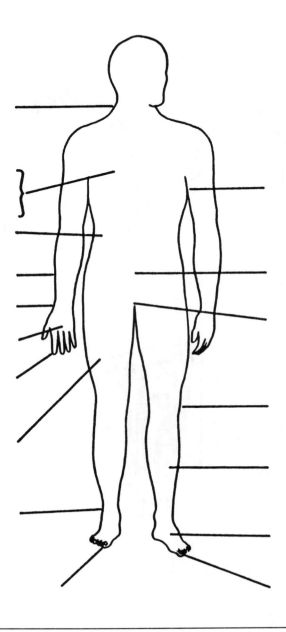

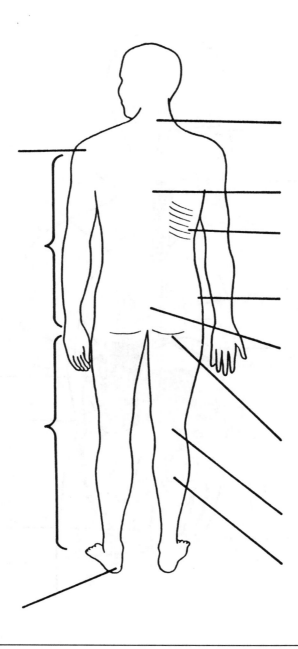

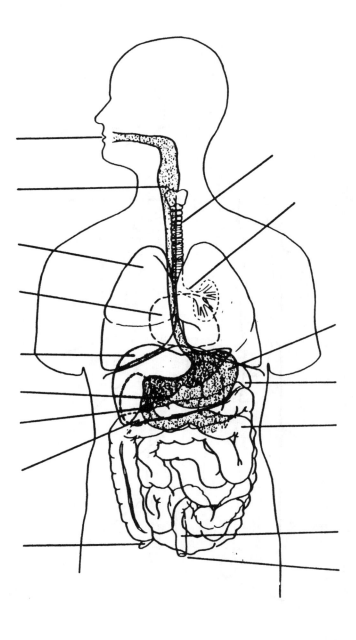

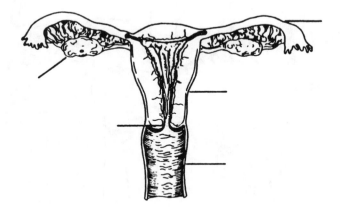

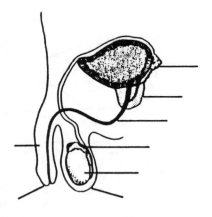

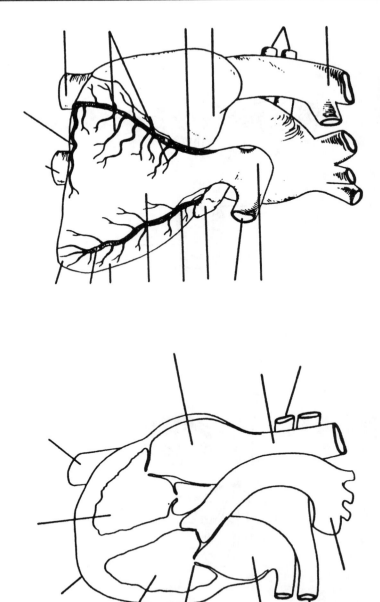

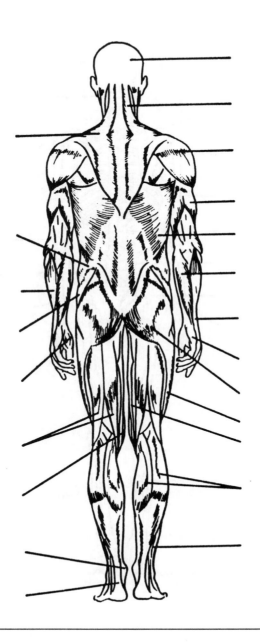

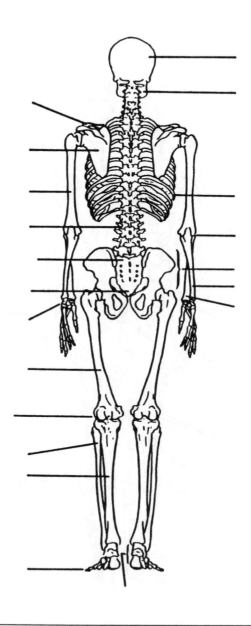

Entrevista con el paciente

HISTORIA MÉDICA
Enfermedades de niñez
¿Ha tenido Ud. _____
de niño?
Sarampión - de 10 días
   paperas - mompes (slang)
   varicela - viruela loca
   rubeola, sarampión de 3 días
   alfombrilla, sarampión alemán
   tosferina
   viruela
   fiebre escarlatina
   fiebre del valle

MEDICAL HISTORY
Illnesses of Childhood.
Have you had _____
as a child?
   measles
   mumps
   chicken pox
   rubella

   whooping cough
   smallpox
   scarlet fever
   valley fever

Enfermedades de
mayor importancia
¿Ha tenido Ud. una
enfermedad seria?
¿Ha tenido uno de los siguientes
   tuberculosis
   fiebre reumática
   úlceras
   ataque del corazón
   ataque silbito, golpe,
   parálisis repentina, accidente
     cerebral
   enfermedad de los riñones

Major Illnesses
Have you ever had a major
illness?
Have you had any of the following?
   tuberculosis
   rheumatic fever
   ulcers
   heart attack
   stroke
   kidney infection

Cirugía
¿Ha ido al hospital o a la
clínica alguna vez para
una operación quirúrgica?
¿Se le han quitado las anginas
(amígdalas) ¿apéndice?
¿útero?
¿Ha estado antes hospitalizado?

Surgery
Have you ever gone to the hospital or clinic for surgery?
Have you had your tonsils
removed? appendix?
uterus? Have you ever been
hospitalized before?

Heridas o accidentes
¿Ha sufrido Ud. un accidente
o herida seria?
¿concusion?(conmoción
cerebral)
¿accidente de auto?
¿hueso roto? (o quebrado)

Injuries or Accidents
Have you ever suffered a
major injury?
concussion?

automobile accident?
broken bone?

Medicamentos
¿Toma drogas u otras
medicinas ahora?
¿Cuáles son, y por qué causa
las toma?
¿Un médico se las receta?

Medications
Do you take any drugs or other
medications now?
What are they, and for what
reason?
Did a doctor prescribe them?

Alergias
¿Tiene alergia a alguna comida,
droga, planta, o animal?
(Se le da ronchas o le hace
estornudar, o le da asma)
¿Otras alergias?

Allergies
Do you have any allergies to any
food, drug, plant, or animal?
They give you hives, make you
sneeze, or give you asthma?
Other allergies?

HISTORIA DE LA FAMILIA
Padre
¿Todavía viven los padres?
Si no, ¿cuántos años tenían
cuando se murieron?
¿Cuál fue la causa de su muerte?

¿Tenían (o tienen) algún
problema o enfermedad?

FAMILY HISTORY
Parents
Are your parents living?
If not, how old were they when
they died?
What was the cause of his/her
death?
Did they (or do they) have any
(health) problems or illnesses?

Hermanos
¿Tiene Ud. hermanos
hermanas? ¿Vivos? ¿Qué edades tienen?
(Véase preguntas de los padres)

Siblings
Do you have brothers or sisters?
Are they living? How old are
they?
(See questions on parents)

Family
¿Tiene su marido (mujer)
algún problema con la
salud? ¿Tiene (Ud.) hijos?

Family
Does your husband (wife)
have any health problems?
Do you have any children?

Enfermedades
¿Ha tenido entre la familia alguno de
las siguientes?
  diabetes (dulce)
  enfermedades del corazón
  hemorragias o desangramientos?
  (tendencia fuerte a sangrar)
  epilepsia o convulciones
  cáncer
  alergias
  alta presión de sangre
Por favor, explíquemelo.

Illnesses
Do you have a family history of
any of the following?
  diabetes
  heart disease
  bleeding disorders

  epilepsy or convulsions
  cancer
  allergy
  high blood pressure
Please explain it to me.

Inmunizaciones (vacunas)
¿Ha sido vacunado contra los
siguientes? ¿Cuándo?
   polio, parálisis infantil
   (oral o inyectado)
   tétano (mal de arco)
   difteria
   viruela
   sarampión
   paperas
   influenza
   sarampión alemán, alfombrilla,
   sarampión de 3 días
   tifo, tifus
   fiebre amarilla
¿Se le han tomado rayos equís
del pecho? (¿Ha sido radiografiado
del pecho) ¿Cuándo?

Immunizations (vaccines)
Have you had shots for the
following? When?
   polio, parálisis infantil
   (oral or injected)
   tetanus
   diphtheria
   smallpox
   measles
   mumps
   influenza
   German measles

   typhus
   yellow fever
Have you had a chest x-ray?

When?

Higiene ambiental
¿Fuma? ¿Cigarillos o cigarros?

¿Cuántos cada día?
¿Desde cuándo?
¿Cuánto alcohol bebe en una
semana?
¿Trabaja con materias
peligrosas)

Habits and Ambient
Do you smoke? Cigarettes or
cigars?
How many each day?
Since when?
How much alcohol do you
drink in a week?
Do you work with dangerous
substances?

REPASO DE LOS SISTEMAS
General
¿Ha tenido uno de los
siguientes?
   sudores
   escalofrios
   cansancio excesivo
   fiebre
   pérdida del apetito
¿Duerme bien?
¿Cuántas horas?
¿Ha perdido o ganado mucho
peso?

REVIEW OF SYSTEMS
General
Have you had any of the
following?
   sweats?
   chills
   excessive tiredness
   fever
   loss of appetite
Do you sleep well?
How many hours?
Have you gained or lost much
weight?

Piel

¿Ha notado algún cambio de textura
de la piel o del pelo?
¿Ha tenido un salpullido, una
infección, barros o un cambio de
color, fuera de lo normal?
¿Ha tenido picazón de la piel?

¿Sangra Ud. fácilmente, tiene muchos
moretones?(magulladuras)
¿Ha notado Ud. algún cambio
de las uñas?
¿Tiene Ud. cicatrices?

Skin

Have you noticed a change of texture of your skin or hair?
Have you had a rash, infection,
pimples, or a color change of
your skin, that is unusual?
Have you had unusual itching of
the skin?
Do you bleed easily, or have you
many black-and-blue marks?
Have you noted any change in
your nails?
Do you have any scars?

La Cabeza

¿Ha notado una protuberancia o una
bolita en la cabeza?
¿Ha sentido Ud. vértigo o
mareos?
¿Tiene Ud. dolores de cabeza
o migraña? (jaqueca)
¿En qué parte de la cabeza?
¿Ha sufrido alguna vez un
golpe o accidente a la
cabeza?

The Head

Have you noted any lumps on
your head?
Have you felt any vertigo or
dizziness?
Do you have headaches or
migraine?
In what part of the head?
Have you ever suffered an accident or blow to the head?

Los Ojos

¿Lleva gafas, anteojos?
¿lentillas (lentes de contacto)
¿Le es difícil ver cosas muy
cercas, o a leer?
¿Tiene la vista nublada?
¿Ve aureolas altededor de las luces?
¿Ve Ud. manchas o puntos en frete de
los ojos? ¿Puede Ud. distinguir los
colores ?
¿Le molesta la luz fuerte?

The Eyes

Do you wear glasses? lenses?
(contact lenses)?
Is it difficult for you to see things
close up, or to read?
Do you have blurred vision?
Do you see halos around light?
Do you see spots or flashes in
front of your eyes?
Can you distinguish one color
from another?
Does strong light bother you?

Los Oídos

¿Puede oír bien los sonidos?
¿Siente a veces que puede oír sonidos
pero no puede enterder las palabras?

¿Tiene Ud. zumbido de los oídos?
¿Tiene dolor de los oídos?
¿Tiene a veces secreciones de las
orejas?
¿Ha puesto Ud. algo en la oreja?

The Ear

Can you hear sounds well?
Do you sometimes feel that you
can hear sounds, but cannot under-
stand the words?
Do you have a buzzing in the ears?
Do your ears hurt?
Do you sometimes have discharge
from the ears?
Have you put anything in your
ears?

La Nariz

¿Tiene difficultad en sentir el olor de las cosas?

¿Tiene secreciones constantes de la nariz?

¿Transparentes, o de qué color?

¿Conriene sangre?

¿Es espesa?

¿Huele mal?

¿Se le ha quebrado alguna vez la nariz?

¿Sangra fácilmente de la nariz?

¿Con qué frecuencia?

The Nose

Do you have difficulty in smelling things?

Do you have a constant discharge from the nose?

Clear, or of what color?

Does it contain blood?

Is it thick?

Does it smell bad?

Has your nose ever been broken?

Does your nose bleed easily?

With what frequency?

La Boca y la garganta

¿Está inflamada la boca o la lengua?

¿Tiene inflamadas las encías?

¿Sangran las encías?

¿Lleva dentadura postiza?

¿Ha notado Ud. algún cambio de color o de textura de la lengua?

¿Está inflamada la garganta ahora?

¿Está inflamada frecuentemente la garganta?

¿Tiene dificultad en tragar?

¿Tiene difiultad en hablar?

¿Ha notado algún cambio de voz?

The Mouth and the Throat

Is your mouth or your tongue inflamed? Are your gums inflamed?

Do your gums bleed? Do you wear false teeth?

Have you noticed any change in color or texture of the tongue?

Is your throat inflamed now?

Is your throat frequently sored?

Do you have difficulty swallowing?

Do you have speech defect?

Have you noticed a change in your voice?

Sistema respiratorio

¿Tiene tos?

¿Tiene dolor al toser?

¿Tiene flema (expectoración) al toser?

¿De qué color? ¿Hay mucha?

¿Es espesa? ¿Huele mal?

¿Se siente corto/corta de respiración?

¿A veces respira Ud. con ronquido?

¿Ha tenido dolor del pecho al respirar?

Respiratory System

Do you have a cough?

Does it hurt when you cough?

Do you cough up phlegm?

Of what color? Is there a lot?

Is it thick? Does it smell bad?

Are you short of breath?

At times do you breathe noisily? (wheeze) Does your chest hurt when you breathe?

Los Pechos (senos)

¿Tiene alguna dureza o bolita en los pechos?

¿Tiene dolor en los senos?

¿Le salen secreciones de los pechos?

¿Tiene crecimiento (hinchazón) de los senos?

The Breasts

Do you have any lumps in your breasts?

Do you have pain in your breasts?

Do you have a discharge from the breast? Do you have enlargement (swelling) of the breasts?

El Corazón y el systema circulatorio

¿Le ha dicho alguien que tiene murmullo del corazón?

¿Le es difícil subir por la escalera?

¿Puede estar tan activo como siempre?

¿Necesita almohadas debajo de la cabeza y la espalda para dormir cómodamente?

¿Siente a vece que el corazón le golpea fuertemente cuando no está activo/activa?

¿Ha sentido un dolor en el pecho que va por el cuello y el brazo izquierdo?

¿Siente dolor en el pecho con actividad fuerte?

¿Tiene venas distendidas en el cuello, los brazos o las piernas?

¿Se le hinchan los tobillos?

¿A veces se le ponen azules los dedos o los dedos del pie, o los oídos?

El Systema gastrointestinal

¿Tiene buen apetito?

¿Hay alguna comida que no puede comer?

¿Tiene algún problema en tragar?

¿Eructa Ud. mucho, o tiene cólico?

¿Ha tenido dolor del estómago?

¿Vomita Ud. frecuentemente?

¿Tiene Ud. dolor al orinar?

¿Ha tenido una hernia?

¿Ha tenido almorranas?

¿Ha tenido sangre en el excremento?

¿Sufre Ud. de estreñimiento o diarrea?

The Heart and Circulatory System

Has anyone told you that you have a heart murmur?

Is it difficult for you to go up the stairs?

Can you be as active now as ever?

Do you need pillows beneath your head and shoulder in order to sleep comfortably?

Does your heart ever beat very fast when you are not very active?

Have you felt a chest pain that went to the left side of your neck and left arm?

Do you have chest pain with exercise?

Do you have distended veins in your neck, arms, or legs?

Do your ankles swell?

Do your fingers, toes, or ears ever turn blue?

The Gastrointestinal System

Is your appetite good?

Is there some food you cannot eat?

Do you have trouble swallowing?

Do you burp a lot, or have colic?

Have you had stomach pains?

Do you vomit? (frequently)

Do you have pain with a bowel movement?

Have you had a hernia?

Have you had hemorrhoids?

Have you had blood in the feces?

Do you have constipation or diarrhea?

El Sistema urinario

Ha sufrido Ud. uno de los siguientes?
dolor al orinar (u orinar frecuentemente)
sentido de urgencia a orinar
sangre en la orina
arena o piedras en la orina
¿Tiene que levantarse durante
la noche para orinar?
¿Tiene que orinar muchas veces al
día?
¿Ha tenido alguna vez disminución
en la fuerza del chorro de la orina?

The Urinary System

Have you had one of the following
pain upon urinating (or urinating frequently)
sense of urgency to urinate
blood in the urine
sand or stones in the urine
Do you have to get up during the
night to urinate?
Do you have to urinate many
times during the day?
Have you ever had a decrease in
the force of the stream of urine?

Historia menstrual

¿A qué edad empezó a menstruar?
¿Cuántos días hay entre periodos
(reglas)?
¿Cuánto tiempo dura cada periodo
(regla)?
¿Es mucha, moderada o poca la can-
tidad de sangre?
¿Cuándo fué el primer día de su
último periodo?
¿Ha sangrado Ud. entre periodos
menstruales?
¿Tiene Ud. dolor en la vagina? (Las
partes privadas)
¿Siente dolor cuándo tiene relaciones
sexuales?
¿Tiene secreciones vaginales?
¿Tiene sofocaciones?

Menstrual History

At what age did you begin to
menstruate?
How many days are there be-
tween (your) periods?
How long does each period last?
Is the quantity of blood a great
deal, moderate, or little?
When was the first day of your
last period?
Have you bled between periods?
Do you have pain in the vagina?
(private parts)

Do you have pain with sexual in-
tercourse?
Do you have vaginal discharges?
Do you have (hot or cold) flashes?

Sistema endocrino

¿Puede tolerar (Ud.) calor/frío?
¿Ha notado Ud. cambio del tamaño
de las manos o los pies?
¿Come Ud. mucho sin ganar peso?

¿Ha notado alguna dureza en la
garganta?
¿Le sienta estrecho el cuello de la
camisa?
¿Bebe Ud. mucha agua?
¿Tiene deseos insaciables de dulces?

¿Suda Ud. (transpira, perspira)
excesivamente?

Endocrine System

Can you tolerate heat/cold?
Have you noticed a change in the
size of your hands or feet?
Do you eat a lot without gaining
weight?
Have you noticed any lump in
yout throat?
Does your collar feel tight?

Do you drink a lot of water?
Do you have a craving for
sweets?
Do you sweat (transpire,
perspire) excessively?

Sistema Muscoloesqueletal

¿Tiene dolor de las articulaciones?
¿Le es difícil mover algúna
parte del cuerpo?
¿Ha notado alguna debilidad
de los músculos?
¿Tiene Ud. dolor de los huesos?

Musculoskeletal System

Do you have pains in your joints?
Do you have difficulty moving
any part of your body?
Have you noticed any muscle
weakness?
Do your bones hurt (ache)?

HISTORIA NEURÓLOGICA Y PSIQUIATRICA

¿Recuerda bien lo que pasa?

¿Tiene Ud. buena memoria?
¿Perdió Ud. alguna vez el conoci-
miento?
¿Sufre (Ud.) ataques de convulsiones?
¿Tiene la sensación de adormeci-
miento o debilidad en alguna parte
del cuerpo?
¿Se siente muy deprimido?
¿Es Ud. muy aprehensivo?

NEUROLOGIC AND PSYCHIATRIC HISTORY

Do you remember (well) what
happens to you?
Do you have a good memory?
Did you ever lose consciousness?

Do you suffer from convulsions?
Do you have the sensation of
"sleeping" (numbness) or weak-
ness in any part of your body?
Do you feel very depressed?
Are you very apprehensive?

Cognate Endings

In many cases, a technical or "medical" word can be changed from English to Spanish by the simple change of the last syllable. Listed below are some of the more common changes.

ENGLISH	**SPANISH**
-tion,-sion	ción, -sión
admission	admisión
circulation	circulación
-ance, ence	-ancia, -encia
evidence	evidencia
arrogance	arrogancia
adolescence	adolesencia
-ant, ent	-ante, -ente
brilliant	brillante
patient	paciente
important	importante
-ble	-ble
digestible	digestible
operable	operable
-y, -ie	-ía
biology	biología
calorie	caloría
vasectomy	vasectomía
-ic, -ical	-ico
alcoholic	alcohólico
physical	físico
diabetic	diabético
-in, -ine	-ino, -ina
penicillin	penicilina
medicine	medicina
-ism, -ysm	-ismo
aneurysm	aneurismo
fatalism	fatalismo

ENGLISH	**SPANISH**
-sis, -lis	-sis, -lis
paralysis	parálisis
syphilis	sífilis
-itis	-itis
bronchitis	bronquitis
appendicitis	apendicitis
-ous	-oso
anxious	ansioso
-ty	-dad
clarity	claridad
-ry	-rio
dictionary	diccionario
laboratory	laboratorio

Remedios Caseros - Folk Medicine

Why would a physician or nurse need to know about "folk medicine" simply to treat a patient whose language is Spanish? For the same reason that he or she would try to know as much as possible about any of his patients before treating them. The knowledge of patients' attitudes and beliefs can have a great influence on the communication between health worker and patient, and on that patient's acceptance of any required treatment.

The term "folk medicine" as it is usually used, can refer to any disease-and-cure concept from a honey-lemon-tequila mixture to cure a cough, to the causes, cures and classifications of major disease symptoms and magic.

Margaret Clark, in *Health in the Mexican-American Culture*, Clark, M. *Health in the Mexican-American Culture*. Berkeley: University of California Press, 1970, p. 164,. divides theories of disease held by Spanish-speaking people into several groups: diseases of hot and cold imbalance, diseases of dislocation of internal organs, diseases of magical origin, diseases of emotional origin, and "standard scientific diseases." This is not to say that the theories do not overlap, or that there are not "remedios caseros" for the various scientific diseases. There are many of these, and their influence is attested to by numerous practicing health workers.

Folk medicine is most frequently observed in relation to maternal and infant care. Most beliefs are provoked by a physical image, while others are linked to the formation of the language itself. For example, many pregnant women carry keys to assure that the baby will remain firmly located in the womb. ("Encerrado" is the Spanish word for "enclosed within" or "locked.") The word for harelip is "eclipsado," which means "eclipsed," acknowledging that the condition is caused when the mother views a lunar eclipse during her pregnancy. It is also called "comido de la luna," comparing the disfigurement to the devouring of the sun by the moon during the eclipse. In this case the language, originally formed by the belief, now serves to reinforce that same belief.

After giving birth, a woman will sometimes follow "la dieta," or "la cuarentena," for forty days, in order to recover. This consists of avoiding very hot or, especially, very cold foods. The "hot" and "cold" mentioned here do not refer to temperature, but to the theory of harmony described below. This diet seriously lacks necessary nutrients of scientific standards. However, if the diet is understood by the health worker, a more suitable one can be worked out.

DISEASES OF HOT AND COLD IMBALANCE

This concept came to America via the Spanish, who had translated it from the Hippocratic theory of disease, ie, that health depends on the balance of the four "humors": phlegm, blood, black bile, and yellow bile. An excess of any one of these causes disease. Across the years, this evolved into the "hot" and "cold" theory of disease. "Hot" diseases are cured by "cold" remedies, and vice versa, to restore the necessary balance. Foods were also classified as "hot" and "cold," although the reasoning behind classification is lost todav.

(The classification has nothing to do with the temperature at which a food is served.) Thus, diet has been incorporated into the "balance" theory of maintaining health and controlling disease.

Many "new" health theories seen in the United States in the naturalist health movement show the influences of this theory. Even the standard cooking of other European groups shows the attempt to achieve a "balance."

A look at the standard diet of many Spanish-speaking people shows that the "hot" and "cold" foods are carefully balanced, if only by custom. An elderly woman always eats orange slices dipped in sugar (sugar, being very "hot," balances the extreme "cold" of the orange). As "cold" has long had the connotation of death, she will never eat oranges at night for fear of dying in her sleep. (Because sleep is an inactive state, people are thought to be more susceptible to death while sleeping.) Babies and new mothers avoid foods that are "cold" to prevent colic and colds. The mother of a baby with "chincual," a diaper rash, may state that is the result if her eating too much chile (very hot) during her pregnancy.

Some "hot" foods are: chile*; sugar*; peppers*; garlic*; fats - lard and oils; onion; fish; pork; turkey; potatoes - white and sweet; rice; and wheat.

Some "cold" foods are: human milk*; cow milk; most nonstarchy vegetables - string beans, beets, cabbage, peas, parsley, and red cauliflower, cucumbers, spinach, coriander, and many beans*; corn; noodles; lentils; beef; lamb; hen; pullet; and many fruits - oranges, tomatoes, papaya and guayava.*
(*An asterisk indicates that a food is very hot or very cold.)

DISEASES OF DISLOCATION OF INTERNAL ORGANS
Mollera caída

One of the most frequently seen "folk diseases" in babies is "mollera caída". "Mollera caída" literally means "fallen fontanel."

Its symptoms are an inability to nurse or suck properly, diarrhea, vomiting, and lethargy. The diagnosis is made by observing a depression of the fontanel, and it is confirmed by observing the hard palate inside the mouth. If a bolita (ridge) is felt here, it is decided that the palate has "caved in" causing a displacement of all the organs in the head. In many cases, a cure is first attempted by a comadre (Godmother, friend) or a Curandera (a person endowed with a certain knowledge and religious power to cure) who has experience is such matters. She tries one of several techniques:

- sucking on the fallen fontanel to place in its original position.
- placing a plaster over the area. The plaster is usually of egg that, as it dries, draws the fontanel back into place.
- pushing up on the palate, which forces everything back into position.
- holding the baby upside down, with the fontanel in a shallow pan of water. Sometimes the soles of the feet are slapped, and then the disease should be cured.

These remedies are accompanied by prayers - the Credo, Ave Maria, or, the Padre Nuestro - usually in sets of three.

If none of these remedies works, many capable Curanderas will then refer the mother to a clinic or physician for treatment.

This disease is a reversal between the cause and the visible symptoms. In cases or dehydration, the fontanel is much more pronounced, as is the shape of the palate.

Because many mothers believe in herbal teas as remedies, it is often more effective to prescribe these rather than water. An electrolyte solution can also be explained in these terms, thus bridging the gap between the two modes of treatment. This also substitutes a more scientific solution to the problem without demeaning the other method.

DISEASES OF EMOTIONAL ORIGIN

Susto

A folk disease that is most interesting to a psychiatric observer is "susto," or "fright." It has several forms and varied treatment. In its beginning stages, it is readily cured by a Curandero or Curandera. In later stages, it can have more serious symptoms, and is much more difficult to cure. Children frequently get *Susto* as infants because their mother was frightened while pregnant. *Susto* in infants can be avoided if the mother is cured before the birth of the baby. An older child develops *susto* because of something happening in his own life which frightens him greatly. Symptoms of *susto* include nervousness, headache, pale complexion, sleeplessness, and frequent colds. Its cause is supernatural and it can be cured by the following ritual: The patient steps over a lighted candle placed in a dish. He passes over it twice, at right angles, to form a cross, while the Apostles' Creed is said. He is also "swept" with branches. This is done three times. A cross of branches is placed under the bed in which the child sleeps, and the Curandera calls out to him that he should want nothing and fear nothing. When this is done on three succeeding nights, the child is cured (if cure is possible). Sometimes after the third "cure," the Curandera splashes the youngster with water, which completes the cure. One very important aspect of the cure is that in order to locate the force that caused the problem, the patient must express his own theory of the cause. Also, a good Curandera is an astute "folk" psychologist, and is sensitive to the social and familial problems of the patient.

In its most serious forms, *susto* can prove fatal by decimating the body. Often it has the symptoms of the scientific diseases of tuberculosis, epilepsy, heart attack, or stroke.

Cases of susto are frequently connected with the delayed recovery of orthopedic patients because of the fears connected with returning to work and family. The Curandera spends a great deal of time with the patient, making him face his fears and problems; then she provides him with a ritual and the support needed to overcome his fears.

Closely related to this form of *susto* is "bilis," which is characterized by an "ataque" (attack) occurring within several days of a severe fright or an episode of anger. It can take the form of extreme nervousness, fatigue, or even a period of unconsciousness. One woman told me that two days after her purse was stolen, the suffered such a strong attack of "bilis" that she was taken to the hospital in a coma that lasted four days. The hospital records listed the condition as pathogenic.

DISEASES OF PHYSICAL ORIGIN

Mal de ojo

The most supernatural of the folk diseases is "mal de ojo." A strong person causes the illness in a weaker person, usually an adult to a child. In some cases a particular person is known to have this causative power; in others, the carrier is unaware that he or she could have caused the disease. The stronger person, by a look of envy or even of admiration, somehow extracts a portion of the will of the weaker person, leaving him vulnerable, and thus ill. The symptoms are headache, diarrhea, vomiting, an interrupted sleep pattern, fretfulness, and fever. If the culprit is known, the disease can be cured by his simply touching the affected person. If the person is not known, or is uncooperative, the patient can be cured by the following ritual: A broken egg is placed in a bowl of water and small crosses of palm leaf (from Palm Sunday) are placed on it. The bowl is then placed under the head of the bed of the affected child, and by the next morning, he should be cured.

This disease should have special significance to the physician or nurse. He or she can avoid causing additional problems to a patient, by touching him. This alleviates his fears and prevents a possible case of mal de ojo.

"STANDARD SCIENTIFIC" DISEASES

Empacho

"Empacho" is a term that refers to an uncomfortable condition of the abdomen. It has several causes: eating too many starchy foods, such as rolls or white bread. Infant get empacho from eating eggs, and older children from being forced to eat foods that are not tolerated well. It is diagnosed by feeling a "large ball" in the stomach, and confirmed by the presence of "bolitas" (small lumps) in the legs. Cures include drinking *manzanilla*, a tea; kneading the patient's back, or cupping. In cupping, a candle is lighted and placed on the patient's back in an inverted glass. When the candle burns out, the vacuum inside the glass sucks out the cause of the empacho, curing it. The term "empacho" can be used to describe any abdominal problem - indigestion, ulcers, and symptoms of gallstones.

Latido

Another abdominal disease is called "latido" (pulsing). It is sometimes thought to be an extremely serious disease, leading to death. The pulse is that of the abdominal aorta, which can be felt on palpation because of the thinness of the patient. It is interpreted as the "mouth of the stomach, jumping." The cause is usually lack of nutrition.

Dolor del aire

This condition has symptoms that are so varied it is impossible to list them all. They resemble symptoms that are "due to a draft." Neck pains, abdominal pains, chest problems, or serious diseases can result from exposure to the "aire."

Congestion

"Congestion" is a term used to describe another entire group of symptoms, including those of food poisoning, heart attack, asthma, pneumonia, and edema.

PURGAS

It is a fairly popular idea that periodic "cleanings," or "purgas," are necessary to keep the body healthy. Castor oil, tea of senna leaves, and camomile tea are used for this purpose. Originating in Europe, this theory is common to many groups in the United States.

These folk medicine beliefs are comparable to those of any group. Undoubtedly many will recognize the theories as being similar to those of grandparent, parent, and friends. The precepts of folk medicine make as much or more sense to many patients as a "scientific" diagnosis and treatment. Keeping this in mind, and having a knowledge of meanings of the terms, will greatly improve communication between patient and health worker.

GLOSSARY OF REMEDIES

Ajo - garlic - used to cure many things, including bee stings, and "sopa de ajo" (garlic soup) is sometimes given to a newly weaned baby to prevent worms.

Albahaca - basil - used to "sweep" the body.

Agua de arroz - rice water - used to stop diarrhea.

Agua y cenizas- water and ashes - a paste for the neck in cases of tonsillitis.

Huevo de gallina - hen's egg - used in many cures.

Miel, limon y tequila - honey, lemon, and tequila mixture (1:1:1) - used as a remedy for coughs.

Te de manzanilla - camomile tea - used to cure stomach ailments and as a soothing agent. Other teas include "canela" (cinnamon), and herb teas.

Answers to Exercises

CHAPTER 1
The Definite Articles

A.
1. Quiero el huevo
   Quiero el agua.
   Quiero la silla
   Quiero la inyección.
   Quiero la mamá.
   Quiero el niño.
   Quiero los zapatos.

2. Le miro la nariz.
   Le miro los ojos.
   Le miro la cara.
   Le miro la rodilla.
   Le miro las llagas.
   Le miro la frente.

B.

el termómetro
la aspirina
el hombre
la difficultad
la actitud
el dolor

el ácido
la lengua
la mujer
el diafragma
el catarro
la nariz

Formacion del Plural

A.
1. Veo las rodillas.
   Veo las orejas.
   Veo los termómetros.
   Veo las llagas.

2. Necesito los programas.
   Necesito los vendajes.
   Necesito las vacunas.
   Necesito los hilos.

B.
1. el hijo, los hijos
2. la bacteria, las bacterias
3. la uña, las uñas
4. el menor, los menores
5. la niña, las niñas
6. la alergia, las alergias
7. el juez, los jueces
8. el día, los días
9. el chico, los chicos
10. la difficultad, las difficultades

C.
a. el niño
b. la boca
c. la visión
d. la salud
e. el catarro
f. los brazos
g. el defecto
h. la amistad
i. el medico
j. la superficie

D.
1. hospitales
2. casa
3. actrices
4. enfermedades
5. teléfonos
6. infecciones

-AR VERBS

A.

Yo respiro

Tú respiras

él respira

ella respira

usted respira

nosotros respiramos

ellos respiran

ellas respiran

ustedes respiran

B.

1. Tú hablas español.
   Él habla español.
   Ella habla español.
   Usted habla español.
   Nosotros hablamos español.
   Ellos hablan español.
   Ellas hablan español.
   Ustedes hablan español.

2. Tú no hablas inglés.
   Él no habla inglés.
   Ella no habla inglés.
   Usted no habla inglés.
   Nosotros no hablamos inglés.
   Ellos no hablan inglés.
   Ellas no hablan inglés.
   Ustedes no hablan inglés.

C.

1. Ellos esperan al médico.
   Nosotros esperamos al médico.
   Tú esperal al médico.
   Ustedes esperan al médico.

2. Tú escuchas al paciente.
   Ellas escuchan al paciente.
   Yo escucho al paciente.
   Usted escucha al paciente.

3. Yo necesito ayuda.
   Nosotros necesitamos ayuda.
   Ellas necesitan ayuda.
   Tú necesitas ayuda.

4. Él trabaja demasiado.
   Yo trabajo demasiado.
   Ella trabaja demasiado.
   Usted trabaja demasiado.

D.

1. Sí, hablo español.
2. Sí, el niño llora mucho.
3. Sí, ella vomita mucho.
4. Sí, Juan fuma cigarrillos.
5. Sí, yo respiro bien.
6. Sí, el bebé respira bien.
7. Sí, sangro fácilmente.
8. Sí, la nena sangra fácilmente.
9. Sí, el niño habla bien.
10. Sí, ellos hablan bien.
11. Sí, el bebé anda bien.
12. Sí, ando bien.

-ER Verbs

A.

Yo aprendo   nosostros aprendemos
Tu aprendes   ellos aprenden
él aprende   ellas aprenden
ella aprende   ustedes aprenden
usted aprende

B.

Tú comes demasiado.	Tú toses mucho.
El come demasiado.	Él tose mucho.
Ella come demasiado.	Ella tose mucho.
Usted come demasiado.	Usted tose mucho.
Nosotros comemos demasiado.	Nosotros tosemos mucho.
Ellos comen demasiado.	Ellos tosen mucho.
Ellas comen demasiado.	Ellas tosen mucho.
Ustedes comen demasiado.	Ustedes tosen mucho.

C.

1. Tú bebes mucho alcohol.
   Ellas beben mucho alcohol.
   Nosotros bebemos mucho alcohol.
   Usted bebe mucho alcohol.
2. Usted no comprende los exámenes.
   Él no comprende los exámenes.
   Ustedes no comprenden los exámenes.
   Tú no comprendes los exámenes.
3. Yo corro todos los días.
   Tú corres todos los días.
   Ellos coren todos los días.
   Nosotros corremos todos los días.
4. Yo prometo venir mañana.
   Juan y María prometen venir mañana.
   Nosotros prometemos venir mañana.
   Usted promete venir mañana.
   Tú prometes venir mañana.

D.

1. Sí, como todos los días.
2. Sí, leo mucho.
3. Sí, comprendo las instrucciones.
4. Sí, el bebé bebe mucho líquido.
5. Sí, (nosotros) comprendemos las preguntas.
6. Sí, toso con flema.
7. Sí, aprendo fácilmente.

-IR Verbs

A.

Yo escribo	Nosotros escribimos
Tú escribes	Ellos escriben
Él escribe	Ellas escriben
Ella escribe	Ustedes escriben
Usted escribe	

B.

Tú sufres mucho.	Tú abres la puerta.
Él sufre mucho.	Él abre la puerta.
Ella sufre mucho.	Ella abre la puerta.
Usted sufre mucho.	Usted abre la puerta.
Nosotros sufrimos mucho.	Nosotros abrimos la puerta.
Ellos sufren mucho.	Ellos abren la puerta.
Ellas sufren mucho.	Ellas abren la puerta.
Ustedes sufren mucho.	Ustedes abren la puerta.

C.

1. Juanita vive en California.
   Él vive en California.
   Tú vives en California.
   Carlos y Juan viven en California.
   Usted vive en California
2. Tú no permites el examen.
   Ellas no permiten el examen.
   (Nosotros) no permitimos el examen.
   Usted no permite el examen.
3. María y yo fingimos dolor.
   Ella finge dolor
   Tú finges dolor.
   Ellos fingen dolor.
4. Yo no subo la escalera.
   Usted no sube la escalera.
   Usted y yo no subimos la escalera.
   Juanita no sube la escalera.

D.

1. Sí, permito la operación.
2. Sí recibo inyecciones para aliviar la alergia.
3. Sí, el abuelo sube escaleras con facilidad.
4. Sí, vivo en la Florida.
5. Sí, sufro de diabetes.

Written Exercises

1. mira	9. tose
2. trabajan	10. beben
3. se hinchan	11. abre
4. preparo	12. decide
5. funciona	13. sufre
6. Toma	14. vive
7. comen	15. llevan
8. comprendo	

CHAPTER 2
Formation of Questions

A.

1. ¿Tose mucho el bebé?
2. ¿Estudian ellas?
3. ¿Tiene muchos problemas Juan?
4. ¿Cura la infección la medicina?
5. ¿Sangra fácilmente Juanita?
6. ¿Hablas español?
7. ¿Respira bien Marco?
8. ¿Trabajan en el campo Carlos y Juan?
9. ¿Beben ustedes mucho vino?
10. ¿Toma la medicina la mujer?

B.

1. No me duele nada.
2. No habla ni la madre ni la muchacha.
3. Sara nunca promete ayuda. *or* Sara no promete nunca la ayuda
4. Nadie fuma. *or* No fuma nadie. (*Nadie* is always singular.)
5. Ella no tiene ni gripe ni catarro.
6. No veo a nadie en la oficina.
7. No quiero ver al doctor.
8. No toma nunca la medicina. *or* Él nunca toma la medicina.
9. El doctor no está aquí.
10. No necesito nada.

Written Exercises

A.

1. nada
2. Nadie
3. nunca
4. ni...ni
5. Ninguna

B.
1. No, no tomo mucha medicina.
2. No, no oigo todo. *or* No, no oigo nada.
3. No, no llora mucho el niño.
4. No, no estudio siempre. *or* No, no aprendo nada.
5. No, no aprendo todo. *or* No, no aprendo nada.
6. No, no corro todos los días. *or* No, no corro nunca.
7. No, no sufro simpre de dolor de cabeza. *or*
   No, no sufro nunca de dolor de cabeza.

Present Tense of Irregular Verbs

A.
1. (Nosotros) Endendemos el problema.
2. Él no duerme mucho.
3. Ellas se sientan en la silla.
4. Repito las palabras.
5. Cerramos la puerta
6. Volvemos enseguida
7. Sentimos el latido.
8. Él va a la clínica.
9. ¿Recuerdan ustedes el nombre del médico?
10. Vemos al paciente.

B.
1. No duermo bien.
2. Sí, empiezo a estudiar español.
3. Sí, el paciente siente dolor.
4. Sí, el niño sano juega mucho.
5. No, ellos no encuentran las respuestas.
6. No, el paciente no consiente a la operación.

Written Exercises

A.
1. yo pido, ellos piden, nosotros pedimos
2. la medicina cuesta, el libro cuesta, las pastillas cuestan
3. tú duermes, usted duerme, yo duermo
4. yo entiendo, ella entiende, tú entiendes

B.
1. El paciente no muere.
2. No entiendo
3. Ellos empiezan ahora.
4. ¿Recuerda usted el sueño? *or* ¿Recuerdas (tú) el sueño?

Verbs Irregualr in the First Person Singular

A.

1. juego
2. pierdo
3. veo
4. doy
5. oigo

6. voy
7. traigo
8. muero
9. tengo
10. puedo

B.

1. El niño no quiere tomar la medicina.
   Ellas no quieren tomar la medicina.
   Tú no quieres tomar la medicina.
2. Usted va a oír mejor.
   Ellos van a oír mejor.
   Tú vas a oír mejor.
3. Yo traigo la muestra al laboratorio.
   Nosotros traemos la muestra al laboratorio.
   Ellas traen la muestra al laboratorio.
4. Ustedes vienen todos los días.
   Él viene todos los días.
   Tú vienes todos los días.
5. Salgo del hospital.
   Nosotros salimos del hospital.
   Él sale del hospital.
   Ellas salen del hospital.
   Usted sale del hospital.

Saber versus Conocer

A.

1. Yo no sé hablar inglés.
2. ¿Conoces tú al pediatra?
3. Yo sé que ella no tiene teléfono.
4. Tampoco sabe él el problema.
5. Ellos le conocen a Pedro.
6. Ellas saben el nombre del hospital.
7. Nosotros no le conocemos a la madre del paciete.
8. ¿Sabe usted hacer el ejercicio?
9. Él no sabe cuál es la medicina que toma.

B.

1. Sí, quiero venir mañana.
2. No, no hago el examen.
3. Sí, sé mucha medicina.
4. No, no veo todas las letras.
5. Sí, puedo oír bien los sonidos
6. Sí, voy al hospital

Written exercises

A.

1. tenemos
2. duermo
3. tiene
4. Quieres
5. traigo
6. van a
7. digo
8. Sabes
9. hacen
10. cuestan

B.

1. puedo	puede	podemos	pueden
2. hago	hace	hacemos	hacen
3. voy	va	vamos	van
4. tengo	tiene	tenemos	tienen
5. vengo	viene	venimos	vienen
6. sigo	sigue	seguimos	siguen
7. pienso	piensa	pensamos	piensan
8. muero	muere	morimos	mueren
9. duermo	duerme	dormimos	duermen
10. entiendo	entiende	entendemos	entienden

Comprehension

1. La niña tiene náuseas, diarrea, fiebre, y vómitos.
2. La madre trae a la niña a verle al médico.
3. Ve que está un poco deshidrata, y no ve nada más.
   (*Or* Ve que las amígdalas, la garganta, y los oídos están bien.)
4. Le da un "líquido especial." (una solución electrólita)

CHAPTER 3
Reflexive Verbs

A.

1. Nosotros nos bañammos todos los días.
   (Tú) Te bañas todos los días.
   Ellas se bañan todos los días.
   Usted se baña todos los días.
2. Usted se queja de todo.
   Carmen se queja de todo.
   Ellos se quejan de todo.
   (Nosotros) Nos quejamos de todo.
   (Tú) Te quejas de todo.
3. Ella no se equivoca nunca.
   Juan y María no se equivocan nunca.
   (Nosotros) No nos equivocamos nunca.
   Usted no se equivoca nunca.
   (Tú) No te equivocas nunca.

4. Tú te mejoras rápidamente.
   Usted se mejora rápidamente.
   Ella se mejora rápidamente.
   Ustedes se mejoran rápidamente.
5. Juanita se esconde del médico.
   (Usted y yo) Nos escondemos del médico.
   (Tú) Te escondes del médico.
   Ellas se esconden del médico.
6. (Yo) Me asusto fácilmente.
   Ellos se asustan fácilmente.
   Usted se asusta fácilmente.
   (Nosotros) Nos asustamos fácilmente.
7. María se quita el sombrero.
   (Tú) Te quitas el sombrero.
   (Yo) Me quito el sombrero.
8. Usted se levanta a las siete.
   Alberto se levanta a las siete.
   Ella se levanta a las siete.
   (Juan y yo) Nos levantamos a las siete.
9. (Yo) Me voy de California.
   (Tú) Te vas de California.
   (Carlos y usted) Se van de California.
   Ellas se van de California.
10. María se enfada mucho.
    (Yo) Me enfado mucho.
    (Nosotros) Nos enfadamos mucho.
    Usted se enfada mucho.
    (Tú) Te enfadas mucho.
11. Alba no se acuerda de las instrucciones.
    (Tú) No te acuerdas de las instrucciones.
    Ellos no se acuerdan de las instrucciones.

Written exercises

A.

1. Me levanto, me llamo, me baño
2. nos mejoramos, nos sentamos, nos curamos
3. te vistes, te pones, te duermes
4. se quedan, se dasayunan, se callan
5. se asusta, se siente, se enoja

B.

1. Él se enfada con frecuencia
2. Me equivoco.
3. El niño se mejora.
4. Ellos se lavan.
5. Nos sentamos.

Numbers

A.

1. noventa y nueve
2. cincuenta y cinco
3. cuarenta y ocho
4. ciento tres grados
5. treinta y dos
6. mil novecientos setenta y cinco
7. setenta y seis
8. ochenta y nueve
9. sesenta y cuatro
10. mil doscientos nueve
11. treinta y cuatro
12. mil sesenta y siete
13. mil setenta y uno
14. veinte y seis
15. ciento un grados

B.

1. ciento cuatro grados
2. ciento sesenta y dos
3. diez libras, ocho onzas, veinte y cuatro pulgadas
4. diez y nueve
5. trescientos setenta y cinco

Written Exercises

A.

1. catorce
2. una
3. noventa y nueve
4. cuatro
5. noventa
6. ciento veinte y ocho
7. doscientos diez
8. doce

La Hora

A

1. Son las cuatro.
2. Son las ocho y cinco
3. son las dos menos diez.
4. Son las siete menos veinte y cinco.
5. Son las once y cuarto. *or* Son las once y quince.

6. Son las nueve y diez y siete.
7. Son las ocho menos cuarto. or Son las ocho menos quince.
8. Son las tres y media.

B.
1. Voy a llegar al hospital a las cuatro.
2. ¿A qué hora puede usted venir?
3. Son las diez y media de la mañana.
4. El médico va a venir a las nueve y cuarto en punto.
5. ¿Qué hora es? Son las dos.

Indefinite Articles
A.
1. un termómetro
2. un ojo
3. unos dedos
4. un resfriado
5. una niña
6. unas aspirinas
7. una visión
8. una enfermera
9. unas glándulas
10. unos problemas

Comprensión
1. El problema que tiene es que no oye bien.
2. La madre le trae a la oficina.
3. En la escuela, la maestra dice que él no presta atención y que grita. Los otros se ríen de él.
4. Hace un examen de la función del tímpano y una audiometría.
5. El médico, después del examinarle, le envía a ver a un especialista.

CHAPTER 4
Dialogue Practice
1. Me llamo...
2. Vivo en...
3. Tengo ... años
4. Mi madre tiene ... años
5. Sí, yo asisto a clases. or
   No, no asisto a clases.
6. Mi número de teléfono es ...
7. Hay ... personas en mi familia.
8. Ellos se llaman...

Ser and Estar -- Ser

A.

1. son	8. soy
2. soy	9. son
3. eres	10. es
4. es	11. Son
5. es	12. Es
6. somos	13. es, es
7. son	

B.

1. Yo soy médico. *or* Yo soy enfermera.
2. Sí, yo soy estudiante
3. Sí, ustedes son estudiantes
4. No, ellos no son médicos
5. Yo soy de ...

Estar

A.

1. está	7. está
2. están	8. está
3. está	9. está
4. están	10. están
5. están	11. está
6. está	

B.

1. Estoy bien, gracias
2. No, el café está frío.
3. Sí, estoy en casa.
4. Juanita y Carlos no están en casa.
5. Sí, los ojos están enrojecidos.
6. No, el paciente está malo.

Saber versus Estar

A.

1. es	6. Son
2. estoy	7. está
3. está	8. está
4. es	9. está
5. es	10. Está

B.

1. Están bien.
2. El dolor está dentro del oído.
3. Soy de Texas.
4. Soy médico.
5. El señor Gonzales es joven.

C.

1. Sí, estoy bien. *or* No, no estoy bien.
2. Sí, Manuel está aquí. *or* No, Manuel no está aquí.
3. Sí, Juana es pediatra. *or* No, Juana no es pediatra.
4. Sí, soy norteamericano/a. *or* No, no soy norteamericano/a.
5. Sí, el abuelo está enfermo. *or* No, el abuelo no está enfermo.
6. Sí, el estetoscopio es mío. *or* No, el estetoscopio no es mío.
7. Sí, la madre es alta. *or* No, la madre no es alta.
8. Sí, el hermano está aquí. *or* No, el hermano no está aquí.

Adjectives

A.

1. Las preguntas son difíciles.
   Las preguntas son interesantes.
   El libro es interesante.
   La técnica es interesante.
   Las pruebas son complicadas.
   Los problemas son complicados.
2. La mano está enrojecida.
   El oído está enrojecido.
   El oído está hinchado.
   La boca está hinchada.
3. La madre es baja.
   La madre es gorda.
   El padre y la madre son gordos.

B. 1. doloroso, dolorosa, dolorosos, dolorosas
2. poco, poca, pocos, pocas
3. feliz, felices
4. amarillo, amarilla, amarillos, amarillas
5. difícil, difíciles
6. sensible, sensibles
7. negro, negra, negros, negras
8. verde, verdes
9. rojo, roja, rojos, rojas
10. azul, azules

Demonstrative adjectives

A. 1. No me gusta esta medicina.
   2. Estas pruebas necesitan mucho tiempo.
   3. Este hombre no sabe escribir.
   4. Aquellas mujeres son mexicanas.
   5. Este niño es norteamericano.
   6. La vieja no quiere hablar con ésa.
   7. Me dice que éste es su tercer embarazo.
   8. La clínica está en el quinto piso.

B. 1. Este está enrojecido.
   2. Esa está enferma.
   3. Ese va a pasar.
   4. Esta es necesaria.
   5. Nunca le veo a ese.
   6. Estos son difíciles de oír.
   7. Aquéllas no viene a la clínica.
   8. Este es de Carlos
   9. ¡Esta es lista!
   10. Aquél es mi hermano.

Possessive Adjectives

A. 1. Este es el segundo hijo.
      Este es le cuarto hijo.
      Este es el tercer hijo.
      Esta es la tercera nena.
      Esta es mi tercera nena.
      Esta es su tercera nena.
   2. Su padre es ciego.
      Su padre es viejo.
      Sus padres son viejos.
      Mis padres son viejos.
   3. Esta es la tercera vez que vengo aquí
      Esta es la tercera vez que venimos aquí
   4. La póliza es de mi padre.
      La póliza es de nosotros.
      El problema es de nosotros.

B.
1. Su
2. nuestra
3. Tus
4. la garganta
5. los dientes
6. suyas
7. míos
8. nuestro
9. los
10. Su

Shortening of Adjectives

1. Este es us segundo embarazo
   Esta es su segunda niña.
   Este es su segundo ataque.
2. Ahorita viene una ambulancia.
   Ahorita vienen unos camilleros
   Ahorita vienen unos especialistas.
3. Quiero cualquier medicina que haya.
   Quiero cualquier tratamiento que haya.
   Quiero cualquier pastillas que haya.

Adverbs

A.
1. lentamente
2. difícilmente
3. seriamente
4. débilmente
5. inmediatamente
6. necesariamente

B. a. Antonio sufre de gripe regularmente.
   Antonio sufre de gripe nuevamente.
   Antonio sufre de gripe, probablemente.
   b. Julio y su padre amablemente trabajan juntos.
   Julio y su padre casi nunca trabajan juntos.
   Julio y su padre normalmente trabajan juntos.

Comprensión

1. Juanito es el paciente y viene al hospital porque tienen que quitarle las anginas (amígdalas).
2. Primero, el médico habla a los padres. Después, la enfermera habla a los padres.
3. Los problemas que puede tener un niño en el hospital son: que no puede vestirse, peinarse ni lavarse sólo, que necesita ayuda cuando come, y que no quiere dormir en una camita.
4. El niño no sigue una dieta especial.
5. Normalmente el niño duerme en cama.
6. Los padres se van a quedar en el cuarto de su hijo para calmarlo cuando despierte. *or* Los padres se van a quedar en el cuarto de su hijo porque cuando despierte el niño, al verles a ellos, va a tener menos temor.

CHAPTER 5
Polite Commands

A. 1. Por favor, quítese los pantalones.
Por favor, quítese la blusa.
Por favor, quítese los zapatos.
Por favor, póngase los zapatos.
Por favor, póngase los zapatos.
Por favor, póngase el suéter.
Por favor, póngase la camiseta.
2. Por favor, acuéstese boca arriba.
Por favor, acuéstese sobre el lado derecho.
Por favor, acuéstese sobre el lado izquierdo.

B.

1. digo	diga usted	digan ustedes
2. hago	haga	hagan
3. voy	vaya	vayan
4. oigo	oiga	oigan
5. pongo	ponga	pongan
6. salgo	salga	salgan
7. sé	sepa	sepan
8. soy	sea	sean
9. tengo	tenga	tengan
10. traigo	traiga	traigan
11. vengo	venga	vengan
12. veo	vea	vean

C. 1. Sí, cierre la puerta, por favor.
2. Sí, siéntese en la silla, por favor.
3. Sí, venga de hoy en ocho días, por favor.
4. Sí, acuéstese boca arriba, por favor.
5. Sí, respire hondo, por favor.
6. Sí, vaya al consultorio, por favor.
7. Sí, vuelvan ustedes mañana, por favor.

D. 1. No, no cierre la puerta, por favor.
2. No, no se siente en la silla, por favor.
3. No, no vengan de hoy en ocho días.
4. No, no se acueste boca arriba por favor.
5. No, no respire hondo, por favor.
6. No, no vaya al consultorio, por favor.
7. No, no vuelvan mañana, por favor.

E.
1. Salga
2. Dígame
3. Desvístase
4. Vuelva
5. Acuéstese
6. Contesten
7. No gasten
8. Estudie
9. No lleguen
10. Siéntense

Hace...que

A.
1. Hace un año que vivo aquí.
2. Hace tres semanas que tengo este dolor.
3. Hace una semana que tengo el mal de la garganta.
4. Hace un mes que toso así.

B. 1. ¿Cuánto tiempo hace que no come usted?
2. ¿Cuánto tiempo hace que vives (tú) aquí?
3. ¿Cuánto tiempo hace que visita con él?
4. ¿Cuánto tiempo hace que tienen el problema?
5. ¿Cuánto tiempo hace que vomitas?
6. ¿Cuánto tiempo hace que Antonio está enfermo?

Direct and Indirect Pronounds

A.
1. Te molestan los ojos.
Le molestan los ojos.
Nos molestan los ojos.
Les molestan los ojos.
Les molestan los ojos.

2. Te duele la garganta
Le duele la garganta.
Le duele la garganta.
Le duele la garganta.
Nos duele la garganta.
Les duele la garganta.
Les duele la garganta.

B.

1. Lo veo
   Lo veo.
   Le veo.
   Les veo.
   Lo veo.
   La veo.

2. La tengo aquí.
   Lo tengo aquí.
   Las tengo aquí.
   La tengo aquí.
   Los tengo aquí.

Placement of Object Pronouns

A.

1. Lo explico.
2. Lo tengo.
3. Lo doy a Juan
4. Le hablamos.
5. ¡Examínelo!

6. ¡Reténgala, por favor!
7. ¡Señálelo, por favor!
8. ¡Cómala!
9. ¡No la coma con mucha grasa!

B.
1. El me lo da.
2. Elena se lo da.
3. El médico se la mira.
4. Alonzo se la muestra.
5. La enfermera nos las explica.
6. El padre se las explica.
7. El ayudante se la presenta.

C.

1. Sí, se los voy a dar.
2. Sí, las vamos a arreglar.
3. Sí, hace dos años que lo tengo.
4. Sí, reténgala.
5. Sí, póngala.
6. Sí, avíseme cuando lo siente.

D.

1. Le hablo.
2. Las tengo inflamadas
3. El enfermo la pide.
4. Por favor, tómela.

5. No la comprendo.
6. Me molesta el ojo.
7. ¿Las puede leer?
8. Por favor, démelo.

Comprehensión

1. El examen físico es de María Luisa.
2. María Luisa tiene ocho meses.
3. La enfermera dice que tiene que quitarle a la niña la ropa, y que el médico va a venir dentro de poco tiempo.
4. La madre le quita a la niña toda la ropa menos el pañal, y juega con ella.

5. El médico mide la cabeza y la altura.
6. La nena es fuerte.
7. Digo esto porque ella se pone de pie a los ocho meses.
8. Tienen que volver a la oficina en seis meses.

CHAPTER 6
The Preterite Tense -- Regular Verbs
First Conjugation

1. Tú hablaste
   usted habló
   él habló
   ella habló
   nosotros hablamos
   ellos hablaron
   ellas hablaron
   ustedes hablaron
2. Yo me olvidé de
   María y yo nos olvidamos de
   ellos se olvidaron de
   tú te olvidaste de
   usted se olvidó de
3. tú tragaste
   Juanito y Carlos tragaron
   Yo tragué
   Nosotras tragamos
4. Yo me corté
   Usted se cortó
   Ellas se cortaron
   Nosotros nos cortamos

Second Conjugation

1. ustedes no comieron
   ella no comió
   nosotros no comimos
   tú comiste
   él comió
   ellos comieron
2. tú no comprendiste, te
   Juan no te comprendió, le
   ella no comprendió, le
   Marco y yo no comprendimos, nos
   ellas no comprendieron, les

Juan y Antonia no comprendieron, les
3. tú metiste
El médico metió
ella metió
nosotros metimos
Antonio y Andrea metieron

Third Conjugation

A. 1. usted no recibió
nosotros no recibimos
tú no recibiste
ellos no recibieron
2. Yo no abrí
ellas no abrieron
María y yo no abrimos
tú no abriste
usted no abrió

B. 1. Le hinchó el tobillo cuando se cayó.
Le hincharon las rodillas cuando se cayó.
Le rompeiron las rodillas cuando se cayó.
Le rompió el brazo cuando se cayó.
Te rompió el brazo cuando te caíste.
2. Vine a la clínica, pero no le ví al doctor.
Ellos vinieron a la clínica, pero no le vieron al doctor.
Ellos vinieron a la clínica, pero no les vieron a los doctores.
Ellos vinieron al hospital, pero no les vieron a los doctores.
Ellos vinieron al hospital, pero no les vió a los doctores.
Viniste al hospital, pero no les viste a los doctores.

C. 1. Gastamos demasiado dinero.
2. Los viejos fingieron dolor.
3. El tosió del humo.
4. Sufrí el examen ayer.
5. Pusimos la venda en el brazo.
6. Los Albertos estuvieron muy enfermos.

D. él aceptó   nosotros pagamos
visitó   temimos
aprendió   ayudamos

yo tosí
   corté
   invité

tú abriste
   comprendiste
   entraste

E.
1. vino (*nadie* is singular)
2. durmió
3. Nos levantamos
4. dió
5. empezó, comenzó
6. quitó, sacó
7. fumó
8. abrió
9. prometió
10. no permitió, no firmó
11. firmé, comprendí

Irregular Verbs

A.
1. viniste
   vino
   (nosotros) venimos
   (ellas) vinieron

5. quiso
   quiso
   quisimos
   quisiste
   quiso

2. dijo
   dijo
   dijiste
   dijeron

6. supo
   supo
   supimos
   supo
   supieron

3. hizo
   hizo
   hicimos
   hicieron

7. trajo
   trajiste
   trajimos
   trajeron

4. pusiste
   puso
   pusimos
   pusieron

8. fuiste
   fue
   fuimos
   trajeron

B.
1. occurió
2. hablé
3. te desayunaste
4. perdí
5. vino
6. llamaron
7. Fue
8. hinchó

Prepositions

A.
1. él
2. conmigo
3. ella
4. nosotros
5. ellos

B. 1. contra
   2. lejos de
   3. conmigo
   4. del
   5. con
   6. sin
   7. antes de
   8. delante del
   9. al beber

Para and Por

A.
   1. Lo hace por tí.
      Lo hace por ella.
      Lo hacemos por ella.
      Lo hacemos por Juan.
   2. Guárdese cama por dos días.
      Guárdese cama por un mes.
      Me voy a guardar cama por un mes.
      Juan va a guardarse cama por un mes.
   3. Para niño tan pequeño, habla muy bien.
      Para niños tan pequeños, hablan muy bien.
      Para niños tan pequeños, andan muy bien.
      Para bebé tan pequeño, anda muy bien.
   4. Para el martes, voy a tener los resultados.
      Para el martes, ellos van a tener los resultados.
      Para el martes, vas a tener los resultados.
      Para la semana que viene, vas a tener los resultados.
   5. Son quince para las cuatro.
      Son quince para las seis.
      Son veinte para las seis.
      Son veinte para la una.
      Son veinticinco para la una.

B.
   1. para   5. por
   2. por   6. para
   3. para   7. por
   4. para

C.

1. por
2. para
3. por
4. para
5. por

6. Para, por
7. por
8. para
9. por
10. para

Comprensión

1. Llega en ambulancia.
2. El paciente es un hombre de aproximadamente setenta y cinco años.
3. Sufre de un aneurisma que reventó, de choque, y de convulsiones.
4. El permiso de su esposa es necesario antes de operar.
5. Sí, el paciente sobrevive.
6. No puede hablar porque tiene tubo dentro de la boca, y porque está todavía muy débil.

CHAPTER 7
Tener

1. tengo sueño
2. tengo prisa
3. ¿Qué tienes?
4. tengo sed

Necessity

A.

1. ¿Normalmente, tiene usted mucha sed?
2. ¿Tiene usted mucho dolor?
3. Tiene prisa.
4. Debo
5. tengo mucho sueño
6. tiene miedo de
7. Hay que
8. Tuvo que
9. Tenga cuidado
10. tengo sueño.
11. tengo prisa.
12. tengo sed.

B.

1. (Usted) debe cuidarse mejor.
2. Tiene que tomar la medicina todos los días (*or* cada día).
3. Necesito escucharle el corazón.
4. El médico debe estar aquí en cinco minutos.

5. ¿Tiene que orinar durante la noche?
6. Necesita llevar las lentes.
7. ¿Por qué tengo que hacer esto?

The Imperfect Tense

A.
1. María vivía en Cuba.
   Nosotros vivíamos en Cuba.
   Nosotros vivíamos en los Estados Unidos.
   Ellos vivían en los Estados Unidos.
2. Yo le escuchaba al doctor.
   Yo les escuchaba a los doctores.
   Nosotros les escuchábamos a los doctores.
   Tú les escuchabas a los doctores.
3. Carmen era gorda y morena.
   Tito era gordo y moreno.
   Ellos eran gordos y morenos.
   Ellos eran gordos y felices.
   Tú eras gordo y feliz.
4. Yo siempre le visitaba a mi abuela.
   Ellos siempre le visitaban a su abuela.
   Ayer por toda la tarde ellos le visitaban a su abuela.
   Ayer por toda la tarde él le visitaba a su abuela.
   Ayer por toda la tarde le visitábamos a nuestra abuela.

B.
1. Carlitos no llevaba anteojos.
2. El señor Gomez se curaba muy lentamente.
3. Se me hinchaban las manos.
4. Podía hacerlo.
5. No les entendía a los médicos.
6. Julio siempre prometía no beber más.
7. Carlota se sentía bien.
8. No sufría mucho.
9. Comías demasiado.
10. Siempre se cansaba fácilmente.

C.
1. íbamos
2. tuvo
3. comía
4. Tuvo
5. estaba
6. murió
7. quería
8. picó
9. era
10. durmió la siesta

Written Exercises

A.

1. era
2. visitaba
3. jugaba
4. tosía, fumaba
5. iba

B.

1. cayó	6. comenzaron
2. ví	7. tuvo
3. tomó	8. llegó
4. tenía	9. tomaba
5. era	10. comieron

C.

   Entraron la mujer y su marido en la sala de emergencia del hospital. La enfermera *llamó* al ginecólogo y él vino de prisa.

   La mujer *dijo* que éste *era* el octavo mes del ebarazo. Tenía la cara hinchada, los pies y las manos hinchados. *Se quejó* de náuseas y mareos. Después de tomarle la presión arterial y examinarla, el médico le *ayudó* con el ingreso al hospital.

Comprensión

1. El señor Dominguez esperaba el nacimiento de su hijo o hija.
2. Empezaron los dolores a las cuatro de la tarde.
3. Salieron para el hospital a medianoche (*or* a las doce de la noche).
4. La señora está bien, pero cansada.
5. El bebé sufre de hipoglicemia.
6. El bebé está en una incubadora y recibe una intravenosa.
7. Después de volver a casa, el médico quiere hacer unas pruebas para ver si tiene ella diabetes.

CHAPTER 8
Past Participles and the Present Perfect

A.

1. Yo no he vuelto a la clínica.
   Ellas no han vuelto a la clínica.
   Marta y yo no hemos vuelto a la clínica.
   Tú no has vuelto a la clínica.
2. Los médicos no han visto los resultados.
   Yo no he visto los resultados.
   Ustedes no han visto los resultados.

Juana no ha visto los resultados.
3. Ella ha terminado el examen.
   Tú has terminado el examen.
   Yo he terminado el examen.
   Ellos han terminado el examen.
4. Yo he estado enfermo muchas veces.
   Tú has estado enfermo muchas veces.
   Ellas han estado enfermas muchas veces.
   Usted ha estado enfermo muchas veces.

B.
1. No le he visto al médico todavía.
2. No le he dado la inyección todavía.
3. No le he quitado el apéndice todavía.
4. No me ha pasado el dolor todavía.
5. No, Juan no ha hecho el trabajo todavía.
6. No, no le he puesto la vendaje todavía.

C.
1. ¿Ha tenido usted dolor del estómago?
   Sí, he tenido dolor del estómago.
2. ¿Ha sufrido él antes un ataque de corazón?
   Sí, ha sufrido antes un ataque de corazón.
3. ¿Ha sangrado usted entre reglas?
   Sí, he sangrado entre reglas.
4. ¿Le ha dicho alguien que tiene murmullo del corazón?
   Sí, el médico me ha dicho que tengo murmullo del corazón.
5. ¿Has puesto algo en la oreja?
   Sí, he puesto algo en la oreja.
6. ¿Ha ganado usted mucho peso?
   Sí, he ganado mucho peso.
7. ¿Han sido vacunados ustedes contra polio?
   Sí, hemos sido vacunados contra polio.
8. ¿Ha venido usted antes a este hospital?
   Sí, he venido antes a este hospital.
9. ¿Ha tomado usted antes un antibiótico?
   Sí, he tomado antes un antibiótico.

D.
1. ha sufrido
2. he examinado
3. ha pasado
4. Han sufrido
5. ha trabajado
6. Han podido
7. se ha quejado
8. han quitado

El Calendario

A.

1. martes, el ocho de abril
2. viernes, el trece de marzo
3. lunes, el veintiocho de febrero
4. jueves, el primero de mayo
5. domingo, el diez de agosto
6. miércoles, el veinte de noviembre
7. sábado, el diez y siete de enero

B.

1. el veinticuatro de enero de mil novecientos setenta
2. el diez y ocho de marzo, de mil novecientos ochenta y cinco
3. el doce de junio de mil novecientos setenta y seis
4. el seis de enero de mil novecientos noventa y uno
5. el dos de diciembre de mil novecientos treinta y siete

C.

1. Vino el miércoles.
2. Vuelva el sábado a mediodía, por favor.
3. Tenía una cita el viernes por la tarde.
4. Vinieron el jueves a las ocho de la mañana, sin comer.
5. ¿Viniste el lunes?

D.

1. Descansó
2. he puesto
3. Tomó
4. Ha usado
5. ha expectorado
6. rompió
7. visitaba
8. nació
9. ha pasado
10. escribía
11. sufrió
12. Ha tomado
13. Tomaste
14. mordió
15. era
16. Ha sufrido de; ha tenido
17. occurió
18. murió
19. notó
20. fue

Comprensión

1. El paciente tiene una infección de la garganta.
2. Antes de darle la medicina, le hace la pregunta, "¿Tiene usted alergia a penicilina u otro antibiótico?"
3. Tiene que tomar la medicina cuatro veces al día.
4. Debe tomar la medicina por diez días.

CHAPTER 9
Gustar and Faltar

A.
1. Me gusta beber.
   Le gusta beber.
   Le gustan estos métodos.
   La caen bien estos métodos.
   Le cae bien la idea.
   No le cae bien la idea.
   No le caen bien los sueros.
   No le cae bien la medicina.
   No me cae bien la medicina.
   Sí, me caie bien la medicina.
   Me falta la medicina.
   Me falta el dinero.
2. Me gusta comer.
   A Juan, le gusta comer.
   A Juan, le gustan las enfermeras.
   A tí, te gustan las enfermeras.
   A tí, te gusta este médico.
   A tí, no te gusta este médico.
   A tí, no te cae bien este médico.
   A tí, no te caen bien las inyecciones.
   A tí, te faltan las inyecciones.
   A tí, te falto una inyección.

B.
1. Me cayó mal la comida.
2. ¿Le gustan más las pastillas que el jarabe?
3. Me falta un calcetín.
4. Le cae mal la aspirina.
5. No me gustan las arañas.
6. No le gustan los hospitales.

The Future Tense

A.
1. El tendrá veinticinco años en enero.
   Ellos tendrán veinticinco años en enero.
   Tendremos veinticinco años en enero.
   Tú tendrás veinticinco años en enero.
2. Yo podré volver mañana.
   Ustedes podrán volver mañana.
   Carmen y yo podremos volver mañana.

      Tú podrás volver mañana.

3. Usted saldrá para el hospital en seguida.

      Juan saldrá para el hospital en seguida.

      Marta y su hijo saldrán para el hospital en seguida.

      Yo saldré para el hospital en seguida.

4. Tú no abrirás la boca.

      Juanito no abrirá la boca.

      Nosotros no abriremos la boca.

      Ellos no abrirán la boca.

5. ¿Comeré yo bien en el hospital?

      ¿Comerán ellas bien en el hospital?

      ¿Comerás (tú) bien en el hospital?

      ¿Comeremos María y yo bien en el hospital?

B. 1. La clínica empezará a las ocho de la mañana.

  2. Será necesario tomar la medicina.

  3. Roberto vendrá a verle.

  4. El médico me dirá los resultados.

  5. Juanito irá al excusado.

  6. La vieja estará cansada.

  7. No me sentiré bien.

  8. ¿Tendrá usted dolor muy fuerte del estómago?

  9. El niño se dormirá a las siete.

  10. Le caerá mal la comida.

C.

  1. La clínica empezó a los ocho de la mañana.

  2. Fue necesario tomar la medicina.

  3. Roberto vino a verle.

  4. El médico me dijo los resultados.

  5. Juanito fue al excusado.

  6. La vieja estuvo cansada.

  7. No me sentí bien.

  8. ¿Tuvo dolor muy fuerte del estómago?

  9. El niño se durmió a las siete.

  10. Le cayó mal la comida.

D.

  1. Cada día, la clínica empezaba a las ocho de la mañana.

  2. Era necesario tomar la medicina todos los días.

  3. Todos los días, Roberto venía a verle.

  4. El médico me decía los resultados, cuando entró la enfermera.

5. Juanito iba al excusado muchas veces.
6. Siempre, la vieja estaba cansada.
7. El mes entero, no me sentía bien.
8. ¿Tenía dolor muy fuerte del estómago, la semana pasada?
9. El niño se dormía a las siete todas las noches.
10. ¿Siempre la caía mal la comida?

E.
1. Sí, el viejo lleva dentadura postiza.
2. No, no he perdido mucho peso.
3. Mi hijo Juanito está enfermo.
4. Anoche nos pusimos enfermos.
5. Vivíamos en México cuando nació el niño.
6. No he sufrido nunca de úlceras. *or* Nunca he sufrido de úlceras.
7. Sí, podré venir mañana a las ocho, sin comer.
8. No, no le van a operar.
9. Sí, tendrá (tendrás tú) que volver para más tratamientos.
10. No, sufrí un ataque anteayer.

F.
1. tendrá
2. dirá
3. podrán
4. respirarás

5. examinaré
6. veré
7. cortará
8. querrá

G.
1. No es nada serio. Usted tendrá gripe.
2. Te irás a casa esta tarde.
3. Volveré a verle mañana.
4. Esta medicina la ayudará.
5. El médico le dirá los resultados en dos días.

Comparisons
A.
1. Yo soy menor que Juan.
2. No, este libro es peor que ése.
3. No, anatomía es más interesante que cirugía.
4. No, la pastilla es menos peligrosa que la inyección.
5. No, soy menos alta que María.
6. No, estudio tanto como Manuel.

B.

1. Miguel tiene más sínotomas que su hermana.

Miguel tiene tantos síntomas como su hermana.

Miguel tiene tantos síntomas como sus padres.

Los niños tienes tantos síntomas como sus padres.

C.

1. Ahora, él está mejor.
2. Compró tantos libros como fue posible.
3. Marta es menor de diez y ocho años.
4. Carlitos ve más hoy que ayer.
5. Ella es la mayor de la familia.
6. No tienen tantos problemas ahora.
7. Esta medicina es buena. Ésa no es tan buena.
8. El tiene el peor caso de gripe que he visto.
9. No, el mío es peor.

Comprensión

1. Van a sacar las radiofrafías para ver si el paciente ha sufrido un accidente cerebral.
2. Durante el procedimiento, el paciente no tiene que hacer nada.
3. Le dan la inyección para ver mejor los vasos sanguíneos.
4. A veces los pacientes sienten el sabor del color o un poco de fiebre.

CHAPTER 10
Present Progressive
Present Participles

1. hablando
2. midiendo
3. lavando
4. bañando
5. diciendo
6. comiendo
7. viviendo
8. preparando
9. viendo
10. descansando

Present Progressive Tense

A.

1. Tú estás comiendo la cena.

Ellos están comiendo la cena.

(Nosotros) estamos comiendo la cena.

Usted está comiendo la cena.

2. El sigue bebiendo mucha agua.

Juanita y yo seguimos bebiendo mucha agua.

Tú sigues bebiendo mucha agua.

Ustedes siguen bebiendo mucha agua.

3. Yo lo estoy preparando ahora.
   Tú lo estás preparando ahora.
   El lo está preparando ahora.
4. Tú sigues estudiando español.
   Nosotros seguimos estudiando español.
   Los doctores Suarez siguen estudiando español.
   Ella sigue estudiando español.

B.

1. La criatura está llorando mucho.
2. Estás exagerando los problemas.
3. Estoy hablanco ahora con el médico.
4. La enfermera le está ayudando.
5. Le están llamando a la pediatra.
6. El bebé no está respirando bien.
7. Estoy sufriendo un ataque ahora.
8. Le estoy escuchando el corazón.
9. Se me está inchando mucho la mano picada.
10. Los médicos están estudiando los resultados de las pruebas.

C.

1. se está juntando *or* está juntádose
2. está sangrando
3. estoy comiendo
4. está dando
5. está diciendo
6. Se está aliviando *or* Está aliviándose
7. está tomando
8. está perdiendo
9. Está evitando
10. está rasgando

Comprensión

1. La señora Gomez la explicará el método de darse la inyección.
2. Primero, hay que lavarse las manos.
3. Se mezcla, moviendo suavamente la botellita de un lado a otro.
4. Se limpia la piel con algodón y alcohol.
5. Si ve sangre en la jeringa, hay que sacar la aguja y darse la inyección en otro sitio.
6. Hay que escribir en un cuadernito la hora, y cuánta insulina ha tomado, y el sitio de la inyección.

REVIEW EXERCISES

A.
1. c. Oigo bien
2. b. a eso de las cinco
3. c. Se me olvidó
4. a. en la espalda
5. c. Soy enfermera

B.
1. no	5. no
2. no	6. no
3. no	7. no
4. no	8. sí

C.
1. No, no he sufrido de úlceras.
2. No, no le cae mal ninguna comida.
3. No, no tengo hermanos.
4. No, nadie de la familia padece de diabetes. *or* No padece de diabetes nadie de la familia.
5. No, no he notado un cambio de la condición de la piel.
6. No, no me mordió el perro ayer.
7. Nunca he sufrido ni de tuberculosis ni de asma.
8. No tengo que dormir con muchas almohadas para respirar bien.
9. No me han quitado ni el apéndice ni las anginas.
10. No he sido vacunado ni contra tétano ni contra difteria.

D.
1. f	6. d
2. e	7. c
3. g	8. a
4. b	9. j
5. h	10. i

E. a. las diez y media.
   b. el veintidos de abril de mil novecientos setenta y ocho
   c. setenta y ocho años de edad
   d. ciento dos grados
   e. diez y ocho años de edad
   f. noventa y nueve grados
   g. mediodía, en punto
   h. las diez menos quince (*or* menos cuarto)
   i. las ocho y cinco

    j. el cinco de septiembre de mil novecientos sesenta y tres

F.

1. ¿A qué hora se acuesta usted?
   or ¿A qué hora te acuestas?
2. ¿Ha sufrido usted antes un ataque como éste?
   or ¿Has sufrido antes un ataque como éste?
3. ¿Sabe usted cuáles medicinas le dan?
   or ¿Sabes cuáles medicinas te dan?
4. ¿Se asusta el niño facilmente?
5. ¿Dónde está la clínica?
   ¿En qué piso está la clínica?
6. ¿De quién son las flores?
7. ¿Lleva su madre dentadura postiza?
8. ¿Le hinchó la picadura?
9. ¿Para qué es la medicina?
10. ¿Cuántos años tiene ella?

G.

1. recuerdo	6. Respire
2. vuelva	7. debe quedarse
3. me enfado	8. Había
4. hay	9. tuvo
5. estaba	10. Ha sufrido

H.

1. vacunado	6. Haga el favor de
2. necesita	7. debajo de
3. alumbramiento	8. sacar un poco de sangre
4. su blusa, la bata	9. Toma *or* está tomando
5. Doble	10. Puede oír *or* puedes oír

I.

1. el, un	11. los, unos
2. la, una	12. el, un
3. la, una	13. el, un
4. los, unos	14. la, una
5. el, un	15. las, unas
6. la, una	16. el, un
7. la, una	17. la, una
8. el, un	18. el, un
9. el, un	19. el, un
10. el, un	20. la, una

J.

1. este, ese, aquél	11. estos, esos, aquellos
2. esta, esa, aquella	12. este, ese, aquel
3. esta, esa, aquella	13. este, ese, aquel
4. estos, esos, aquellos	14. esta, esa, aquella
5. este, ese, aquél	15. estas, esas, aquellas
6. esta, esa, aquella	16. este, ese, aquel
7. esta, esa, aquella	17. esta, esa, aquella
8. este, ese, aquel	18. este, ese, aquel
9. este, ese, aquel	19. este, ese, aquel
10. este, ese, aquel	20. esta, esa, aquella

K. Write the following verbs in the tenses and persons indicated:

Infinitive	Person	Present	Present Progressive	Future
Descansar	Yo	descanso	estoy descansando	descansaré
	tú	descansas	estás descansando	descansarás
	él	descansa	está descansando	descansará
	nosotros	descansamos	estamos descansando	descansaremos
Aliviar	Yo	alivio	estoy aliviando	aliviaré
	usted	alivia	está aliviando	aliviará
	nosotros	aliviamos	estamos aliviando	aliviaremos
	ellos	alivian	están aliviando	aliviarán
Sufrir	Yo	sufro	estoy sufriendo	sufriré
	tú	sufres	estás sufriendo	sufrirás
	ella	sufre	está sufriendo	sufrirá
	nosotros	sufrimos	estamos sufriendo	sufriremos
	ellos	sufren	están sufriendo	sufrirán
Volver	Yo	vuelvo	estoy volviendo	volveré
	él	vuelve	está volviendo	volverá

Infinitive	Person	Present	Present Progressive	Future
	nosotros	volvemos	estamos volviendo	volveremos
	ustedes	vuelven	están volviendo	volverán
Comprender	Yo	comprendo	estoy comprendiendo	comprenderé
	tú	comprendes	estás comprendiendo	comprenderás
	ella	comprende	está comprendiendo	comprenderá
	nosotros	comprendemos	estamos comprendiendo	comprenderemos
	ellas	comprenden	están comprendiendo	comprenderán
Poner	Yo	pongo	estoy poniendo	pondré
	tú	pones	estás poniendo	pondrás
	él	pone	está poniendo	pondrá
	nosotros	ponemos	estamos poniendo	pondremos
	ustedes	ponen	están poniendo	pondrán
Pedir	Yo	pido	estoy pidiendo	pediré
	tú	pides	estás pidiendo	pedirás
	ella	pide	está pidiendo	pedirá
	nosotros	pedimos	estamos pidiendo	pediremos
	ellos	piden	están pidiendo	pedirán
Almorzar	Yo	almuerzo	estoy almorzando	almorzaré
	tú	almuerzas	estás almorzando	almorzarás
	ella	almuerza	está almorzando	almorzará

Infinitive	Person	Present	Present Progressive	Future
	nosotros	almorzamos	estamos almorzando	almorzaremos
	ellos	almuerzan	están almorzando	almorzarán
Dormir	Yo	duermo	estoy durmiendo	dormiré
	tú	durmes	estás durmiendo	dormirás
	ella	duerme	está durmiendo	dormirá
	nosotros	dormimos	estamos durmiendo	dormiremos
	ustedes	duermen	están durmiendo	dormirán
Consentir	Yo	consiento	estoy consintiendo	consentiré
	tú	consientes	estás consistiendo	consentiré
	él	consiente	está consintiendo	consentirá
	nosotros	consentimos	estamos consintiendo	consentiremos
	ellas	consienten	están consintiendo	consentirán
Morir	Yo	muero	estoy muriendo	moriré
	tú	mueres	estás muriendo	morirás
	él	muere	está muriendo	morirá
	nosotros	morimos	estamos muriendo	moriremos
	ustedes	mueren	están muriendo	morirán
Pensar	Yo	pienso	estoy pensando	pensaré
	tú	piensas	estás pensando	pensarás
	ella	piensa	está pensando	pensará

Infinitive	Person	Present	Present Progressive	Future
	nosotros	pensamos	estamos pensando	pensaremos
	ellos	piensan	están pensando	pensarán
Acompañar	Yo	acompaño	estoy acompañando	acompañaré
	tú	acompañas	estás acompañando	acompañarás
	usted	acompaña	está acompañando	acompañará
	nosotros	acompañremos	estamos acompañando	acompañaremos
	ellos	acompañan	están acompañando	acompañarán
Despertar	Yo	despierto	estoy despertando	despertaré
	tú	despiertas	estás despertando	despertarás
	usted	despierta	está despertando	despertará
	nosotros	despertamos	estamos despertando	desperaremos
	ustedes	despiertan	están despertando	despertarán
Necesitar	Yo	necesito	estoy necesitando	necesitaré
	tú	necesitas	estás necesitando	necesitarás
	ella	necesita	está necesitando	necesitará
	nosotros	necesitamos	estamos necesitando	necesitaremos
	ustedes	necesitan	están necesitando	necesitarán

Infinitive	Person	Present	Present Progressive	Future
Quitarse	Yo	me quito	me estoy quitando	me quitaré
	tú	te quitas	te estás quitando	te quitarás
	él	se quita	se está quitando	se quitará
	nosotros	nos quitamos	nos etamos quitando	nos quitaremos
	ustedes	se quitan	se están quitando	nos quitaremos
Tomar	Yo	tomo	estoy tomando	tomaré
	tú	tomas	estás tomando	tomarás
	ella	toma	está tomando	tomará
	nosotros	tomamos	estamos tomando	tomaremos
	ellas	toman	están tomando	tomarán
Entender	Yo	entiendo	estoy entendiendo	entenderé
	tú	entiendes	estás entendiendo	entenderás
	usted	entiende	está entendiendo	entenderá
	nosotros	entendemos	estamos entendiendo	entenderemos
	ellas	entienden	están entendiendo	entenderán
Ir	Yo	voy	estoy yendo	iré
	tú	vas	estás yendo	irás
	ella	va	está yendo	irá
	nosotros	vamos	estamos yendo	iremos
	ustedes	van	están yendo	irán
Ser	Yo	soy	estoy siendo	seré

Infinitive	Person	Present	Present Progressive	Future
	tú	eres	estás siendo	seré
	usted	son	está siendo	serás
	nosotros	somos	estamos siendo	seremos
	ellos	son	están siendo	serán
Estar	Yo	estoy	estoy estando	estaré
	tú	estás	estás estando	estarás
	ella	está	está estando	estará
	nosotros	estamos	estamos estando	estaremos
	ustedes	están	están estando	estarán

Infinitive	Command	Person	Preterite	Imperfect
Descansar	Descanse usted	Yo	descansé	descansaba
	Descansen Uds.	tú	descansaste	descansabas
		él	descansó	descansaba
		nosotros	descansabamos	descansábamos
Aliviar	Alivie usted	Yo	alivié	aliviaba
	Alivien ustedes	usted	alivió	aliviaba
		nosotros	aliviamos	aliviábamos
		ellos	aliviaron	aliviaban
Sufrir	No sufra usted	Yo	sufrí	sufría
	No sufran ustedes	tú	sufríste	sufrías
		ella	sufrió	sufría
		nosotros	sufrimos	sufríamos
		ellos	sufrieron	sufrían
Volver	vuelva usted	Yo	volví	volvía
	vuelvan Uds.	él	volvió	volvía

Infinitive	Command	Person	Preterite	Imperfect
		nosotros	volvimos	volvíamos
		ustedes	volvieron	volvían
Comprender	Comprenda usted	Yo	comprendí	comprendía
	Comprendan ustedes	tú	comprendiste	comprendías
		ella	comprendió	comprendía
		nosotros	comprendimos	comprendíamos
		ellas	comprendieron	comprendían
Poner	Ponga usted	Yo	puse	ponía
	Pongan ustedes	tú	pusiste	ponías
		él	puso	ponía
		nosotros	pusimos	poníamos
		ustedes	pusieron	ponían
Pedir	Pida usted	Yo	pedí	pedía
	Pidan ustedes	tú	pediste	pedías
		ella	pidió	pedía
		nosotros	pedimos	pedíamos
		ellos	pidieron	pedían
Almorzar	Almuerce usted	Yo	almorzé	almorzaba
	Almuerzen Uds	tú	almorzaste	almorzabas
		ella	almorzó	almorzaba
		nosotros	almorzamos	almorzabamos
		ellos	almorzaron	almorzaban
Dormir	Duerma usted	Yo	dormí	dormía
	Duerman ustedes	tú	dormiste	dormías
		ella	durmió	dormía

Infinitive	Command	Person	Preterite	Imperfect
		nosotros	dormimos	dormíamos
		ustedes	durmieron	dormían
Consertir	Consienta usted	Yo	consentí	consentía
	Consientan usteds	tú	consentiste	consentías
		él	consintió	consentía
		nosotros	consentimos	consentíamos
		ellas	consintieron	consentían
Morir	No muera usted	Yo	morí	moría
	No mueran usted	tú	moriste	morías
		él	murió	moría
		nosotros	morimos	moríamos
		ustedes	murieron	morían
Pensar	Piense usted	Yo	pensé	pensaba
	Piensen ustedes	tú	pensastes	pensabas
		ella	pensó	pensaba
		nosotros	pensamos	pensábamos
		ellos	pensaron	pensaban
Acompañar	Acompañe usted	Yo	acompañe	acompañaba
	Acompañen ustedes	tú	acompañaste	acompañabas
		usted	acompañó	acompañaba
		nosotros	acompañamos	acompañabamos
		ellos	acompañaron	acompañaban
Despertar	Despierte usted	Yo	desperté	despertaba
	Despierten ustedes	tú	despertarse	despertabas

Infinitive	Command	Person	Preterite	Imperfect
		usted	despertó	despertaba
		nosotros	despertamos	despertabamos
		ustedes	despertaron	despertaban
Fracturar	Fracture usted	Yo	fracturé	fracturaba
	Fracturen ustedes	tú	fracturaste	fracturabas
		él	fracturó	fracturaba
		nosotros	fracturamos	fracturabamos
		ellas	fracturaron	fracturaban
Necesitar	Necesite usted	Yo	necesité	necesitaba
	Necesiten ustedes	tú	necesitaste	necesitabas
		ella	necesitó	necesitaba
		nosotros	necesitamos	necesitábamos
		ustedes	necesitaron	necesitaban
Quitarse	Quítese usted	Yo	me quité	me quitaba
	Quítense ustedes	tú	te quitaste	te quitabas
		él	se quitó	se quitaba
		nosotros	nos quitamos	nos quitábamos
		ustedes	se quitaron	se quitaban
Tomar	Tome usted	Yo	tomé	tomaba
	Tomen ustedes	tú	tomaste	tomabas
		ella	tomó	tomaba
		nosotros	tomamos	tomabamos
		ellas	tomaron	tomaban
Entender	Entienda usted	Yo	entendí	entendía
	Entiendan ustedes	tú	entendiste	entendías

		usted	entendió	entendía
		nosotros	entendimos	entendíamos
		ellos	entendieron	entendían
Ir	Vaya usted	Yo	fuí	iba
	Vayan ustedes	tú	fuiste	ibas
		ella	fué	iba
		nosotros	fuimos	íbamos
		ustedes	fueron	iban
Ser	Sea usted	Yo	fuí	era
	Sean ustedes	tú	fuiste	eras
		usted	fué	era
		nosotros	fuimos	éramos
		ellos	fueron	eran
Estar	Esté usted	Yo	estuve	estaba
	Estén ustedes	tú	estuviste	estabas
		usted	estuvo	estaba
		nosotros	estuvimos	estábamos
		ellos	estuvieron	estaban

Foods

ENGLISH	MEXICAN	PUERTO RICAN
Vegetables	**Verduras**	**Vegetales**
artichoke	alcachofa	
asparagus	espárragos	espárragos
beans	frijoles	habichuelas
chickpeas	garbanzos	garbanzos
cowpeas		frijoles
kidney beans		habichuelas coloradas
lima beans		habos
navy beans		habichuelas blancas
pegeon beans		gandules
beet greens	hojas de betabel	hojas de betabel
beets	betabeles, remolachas	remolachas
broccoli	brócoli	brecol, brócoli
brussels sprouts	coles de bruselas	
cabbage	col, repollo	
cactus leaves	nopalitos, nopales	
carrots	zanahorias	zanahorias
cauliflower	coliflor	coliflor
celery	apio	apio
chard	alcega	
chayote		chayote
chicory		achicoría
chives	cebollino, cebollina	
collard greens	berza	
corn, corn-on-the-cob	maiz, elote, mazorca	maiz
cucumber	pepino	pepino
dandelion greens	diente de león	
eggplant	berenjena	berenjenas
escarole		escarola
garlic	ajo	ajo
jicama, yambean	jicama	
kale	rizada	
leeks	puerro	
lettuce	lechuga	lechuga
mushrooms	hongos	hongos
mustard greens	hojas de mostaza	hojas de mostaza
onions	cebollas	cebollas
parsley	perejil	perejil
peas	chícharos	guisantes
peppers--green, red	pimientos--verdes, rojas	pimientos--verdes, rojos
pickles	pepinos encurtidos	pepinos encurtidos
pimiento	pimiento morrón	pimiento morrón
potatoes	papas	patata, papa
radish	rábano	
spinach	espinacas	espinacas

squash, pumpkin	calabaza	calabaza
string beans	ejotes	habichuelas verdes
sweet potato	camote, batata	batata
tomato	tomate	tomate
turnip		nabo
yam	camote amarillo	
zucchini, summer squash	calabacitas italianas	

Fruit	**Fruta**	**Fruta**
apple	manzana	manzana
apricot	albaricoque, chabacano	
avocado	aguacate	
bananas	plátanos	guineo
cantaloupe (melon)	melón	melón
cherries (West Indian)	cerezas	cerezas (frutas de acerola)
dates	dátil	dátil
figs	higo	higo
grapefruit	toronja	toronja
grapes	uvas	uvas
lemon	limón	limón
lime	lima	lima
mango	mango	mango
orange	naranja	naranja
papaya	papaya	papaya
peach	durazno, melocotón	melocotón, durazno
pear	pera	pera
pineapple	piña	piña
plum	ciruela	ciruela
pomegranate	granada	ciruela pasa
prune	ciruela pasa	pasitas
raisins	pasas, pasitas	frambuesas
raspberries	frambuesas	fresas
strawberries	fresas	sandía
watermelon	sandía, melón de agua	

Breads and Grains	**Panes y Granos**	**Panes y Granos**
barley	cebada	cebada
biscuit	bizcocho	bizcocho
breadfruit		fruta del árbol de pan
cake	pastel	
cereal	cereal	cereal
corn	elote	maíz
cornmeal	harina de maíz	
cupcake	pastelito, quequito	

ENGLISH	MEXICAN	PUERTO RICAN
Breads and Grains	**Panes y granos**	**Panes y granos**
(cont.)	**(cont.)**	
flour	harina	harina
macaroni	macarrones	macarrones
noodle	tallarín, fideo, pasta	pasta, fideo
oats	avena	avena
plantain		platanito verde
rice	arroz	arroz
roll	panecillo	panecillo
rye	centeno	centeno
slice of bread	rebanada de pan	tajada de pan
spaghetti	espeguetis	espeguetis
sweet potato	camote	
wheat germ	germen de trigo	germen de trigo
white potato	papa blanca	papa blanca
Fat	**Grasa**	**Grasa**
butter	mantequilla	mantequilla
margarine	margarina	margarina
pat of	rebanadita de	cuadrito
oil	aceite	aceite
olive	de oliva	de oliva
peanut	de cacahuete	de maní
soy	de soya	de soya
Meat	**Carne**	**Carne**
beef	carne de res	carne de res
brains	sesos	sesos
chicken	pollo	pollo
duck	pato	pato
egg	huevo, blanquillo	huevo
fish	pescado	pescado
frankfurter	salchicha	
heart	corazón	corazón
hen	gallina	gallina
kidney	riñones	riñones
lamb	cordero	carnero
liver	hígado	hígado
peanut butter	crema de cacahuate	matequilla de maní
pork	cerdo	puerco, cerdo
rabbit	conejo, liebre	
tripe	tripa	
turkey	pavo, guajalote	pavo
veal	ternera	

Dairy products	Productos de leche	Productos de leche
buttermilk	jocoque, suero	leche suero de mante- quilla
cheese	queso	queso
condensed milk	condensada	leche condensada
cottage cheese	requesón	requesón
cream	crema, nata	crema
evaporated milk	leche evaporada	leche evaporada
homogenized milk	leche homogeneizada	leche homogeneizada
low-fat milk	leche desgrasada	leche desgrasada
milk	leche	leche
pasteurized milk	pasteurizada	leche pasteurizada
powdered milk	leche en polvo	leche en polvo
raw	leche cruda	leche cruda
skim milk	leche descremada	leche desnatada
yogurt	yogurt	yogurt

Beverages	Bebidas	Bebidas
broth	caldo, claro, consomé	consomé
chocolate	chocolate	chocolate
cider	sidra	sidra
coffee	café	café
juice	jugo	jugo
lemonade	limonada	limonada
orange-ade	naranjada	naranjada
soda	soda, gaseosa	soda, gaseosa
soy milk	leche de soya	leche de soya
tea	té	té
water	agua	agua

English-Spanish Vocabulary

a; an - an; una
abdomen - abdomen (m); vientre (m)
able, to b - poder
abnormal - abnormal
abortion; miscarriage - aborto (m); malparto (m); fracaso (m);
    aborto provocado (m); aborto a propósito (m)
above - arriba; encima
abrasion - abrasión (f); raspadura (f)
abscess - absceso (m)
abstain, to - abstenerse
accident - accidente (m)
accompany, to - acompañar
according to - según
accustom, to - acostumbrar[se]
ache - dolor (m)
acid - ácido (m)
acidity - acidez (f)
acidosis - acidosis (m)
acne - acne (m); barros (m); granos (m)
acupuncture - acupuntura (f)
add, to - añadir
addict - adicto, (m,f) drogadicto; morfinómano *(morphine);*
    toxicómano
address - dirección (f)
adenoid - adenoideo
adhesion - adhesión (f)
adhesive - adhesivo
adhesive tape - tela adhesiva (f); esparadrapo (m);
    tafetón (m)
adjustment, period of - reajuste (m)
administration - administración (f)
admission sheet - planilla de admisión (f)
admitting office - oficina de admisión (f); sala de admisión (f)
adolescence - adolescencia (f)
adopted - adoptivo
adrenal - cápsula suprarrenal
adrenal glands - glándulas adrenales (f)
adrenaline - adrenalina (f)
advantage - ventaja (f)
advise, to - aconsejar

affected - afectado
afraid, to be - tener miedo
after - después (de)
again - de nuevo; otra vez
against - contra
age - edad (f)
aggravate, to - agravar
agitated - agitado
air - aire (m)
alcoholic - alcohólico
alive - vivo
all - todo
allergy *(sensitive to)* - alergia (f) (sensible a)
alleviate, to - aliviar
already - ya
also - también
although - aunque
always - siempre
amenorrhea - amenorrea; falta de regla; ausencia de menstruación (f)
amiable - amable
ammonia - amoníaco (m)
amoeba - amiba (f)
amphetamines; hard drugs - acído (m, slang)
amputate, to - amputar
amputation - amputación (f); corte de un miembro
amputee - amputado/a (m/f)
analgesic - analgésico
analyze, to - analizar
ancylostomiasis; hookworm - mal de minero (slang)
and - y; e *("e" is used only before a word beginning with "i" sound)*
anemia - anemia (f)
anemic - anémico
anesthesia - anestesia (f); **block** - de bloque; **local** - local; **total** - total
anesthesiologist - anestesiólogo (m)
anesthetist - anestesista (m)
aneurysm - aneurisma (m)
angina pectoris - angina del pecho (f)
angry - enojado
ankle - tobillo (m)
anorexia - anorexia (f)
another - otro/a (m/f)
antacid - antiácido (m)

antibiotic - antibiótico (m)
antibody - anticuerpo (m)
antidote - antídoto (m)
antihistamine - antihistamina (f)
antispasmodic - antiespasmódico (m)
anus - ano (m)
anxiety - ansiedad (f); ansia (f)
anxious - ansioso
any - algún, alguna
appendicitis - apendicitis (m)
appendix - apéndice (m); tripita (slang)
appetite - apetito (m); **lack of** - desgano (m)
applicator - aplicador (m)
appoinment - cita (f); hora (f); turno (m)
April - abril (m)
approach, to - acercarse
arm - brazo (m)
armpit - axila (f); sobaco (m)
arrest, to; to stop - arrestar; parar
arrive, to - llegar
artery - arteria (f)
arthritis - artritis (m)
artificial - artificial
as ... as - tan . . . como
ascorbic acid - árcido ascórbico (m)
ask for, to - pedir
asphyxia - asfixia (f)
aspirate, to - aspirar
aspirin - aspirina (f)
assistant - assistente (m); ayudante (m,f)
asthma - asma (m)
at - a
athlete's foot - pie de atleta
atropine - atropina (f)
attack - ataque (m)
attack, to - atacar
attend, to - asistir
attention - atención; **to pay attention** - prestar atención
at times - a veces
August - agosto (m)
aunt - tía (f)
awaken, to - despertar; despertarse

away (far) - lejos

baby - criatura (f); nene/a (m/f); bebé (m)
baby, 7 month *(at birth)* - sietemesino/a
back - espalda (f)
bad - malo
badly - mal
baffled - confundido
bag of ice - bolsa (f); bolsa de hielo
bag of waters - bolsa de aguas (f)
bake, to - asar
baked - asado
baker - panadero (m)
baking soda - bicarbonato (m)
balance - equilibrio (m)
bald - calvo; pelón
baldness - calvicie
bananas - platanos; bananas; guineos (m)
bandage - venda (f)
Bandaid - curita (f)
barbed wire - alambre de púas (m)
barber - barbero (m)
barbiturate - barbitúrico (m)
barn - granero (m)
Bartholin's glands - las bartolinas (f)
basement - sótano (m)
basin - vacín (m); vasija (f); bandeja (f)
bath - baño (m)
bathe, to - bañar; bañarse (oneself)
bathrobe - bata (f)
bathroom - excusado (m)
be, to - ser; estar
beard - barba (f)
beautiful - hermoso; lindo
because - porque
become, to - (involuntary) ponerse; llegar a ser; (something) hacerse
become calm, to - calmarse
bed - cama (f)
bedbug - chinche (f)
bedpan - vacín (m); chata (f); vacín de cama
bedridden patient - encamado/a (m/f)
bee - abeja (f)

beef - carne (de vaca) (f)

before - antes [de]

begin, to - comenzar; empezar

behave, to - portarse; **well** - portarse bien; **badly** - portarse mal;
    strangely - portarse raro,

behind - detrás de

belch, to; to burp - eructar; repetir

believe, to - creer

bell - timbre (m)

belladonna - belladona (f)

belly - barriga (f, slang); panza (f, slang); vientre (m)

belly band *(for baby)* - fajero, (m, Mex.)

belt - cinturón (m)

bend, to - doblar

benign - benigno

Benzedrine - bencedrina (f)

beside - al lado de

besides - además

best - el mejor

better - mejor

beverage - bebida (f)

bewitched - embrujado

bicarbonate - bicarbonato (m)

bicuspid - premolar (f); bicúspido (m)

bile; gall - bilis; hiel (f)

bilious - bilioso

bill - cuenta (f)

birth - parto (m); **to give birth to** - dar a luz; aliviarse del bébé; parir

birth certificate - certificado de nacimiento (m)

birth control - control de la natalidad (m)

birth defects - defectos de nacimiento (m)

bite - mordida (f)

bite, to - morder

black - negro

black widow spider - viuda negra (f); araña capulina (f)

bladder (urinary) - vejiga (f)

blade - hoja (f); cuchilla (f); **razor blade** - hoja de afeitar

bland - blando

blanket - manta (f); frasada (f)

bleach - blanqueador (m)

bleed, to - sangrar; echar sangre

blind - ciego/a (m/f)

blindness - ceguera (f)

blister - ampolla (f)
bloated - aventado
block - obstrucción (f)
blood - sangre (f)
blood cells - células sanguíneos (m)
blood pressure, high - alta presión de sangre (f)
blood test - examen de sangre (m)
blood transfusion - transfusión de sangre (f)
blood type - grupo sanguíneo (m)
blouse - blusa (f)
blow - golpe (m)
blow, to - soplar; **to blow one's nose** - sonarse la nariz
blue - azul
Blue Cross - Cruz Azul (f)
Blue Shield - Escudo Azul (m)
blurred vision - vista borrosa (f); nublada
boil, to - hervir
bone - hueso (m)
bone marrow - médula ósea (f)
book - libro (m)
booster shot - búster (m); inyección secondaria (f); reactivación (f);
    refuerzo (m)
born - nacido
born, to be - nacer
both - ambos
bother, to - molestar
bottle, baby - biberón (m); botella (f); mamadera (f)
bowel - intestino; entraña; tripa (slang); **to move one's bowels** - obrar;
    defecar; hacer caca (slang); ensuciar; **bowel movement, to have a** -
    corregir
boy - niño *(small)* (m); chico (m); muchacho (m)
brace - aparato ortopédico (m); soporte (m)
bracelet - pulsera (f)
brain - cerebro, (m); seso (m)
brassiere - sostén (m); ajustado (m); brassiere (m); corpiño (m)
breach presentation - de nalgas (bebé al nacer)
break - quebrado (f); roto (m); rotura (f)
break, to - quebrar; romper
breakfast - desayuno (m)
breast; chest - pecho (m); seno (m)
breastbone - esternón (m)
breast feed - dar el pecho; dar de mamar
breasts - pechos (m); senos (m); chichi (slang)

breath - respiración (f)
breathe, to - respirar
bridgework *(dental)* - dientes postizos (m)
brief - breve
bring, to - traer
broken - fracturado; quebrado; roto
bromide - brómide (m)
bronchial - bronco/a (m/f)
bronchitis - bronquitis (f)
brother - hermano (m)
brother-in-law - cuñado
brown - color café; moreno; pardo
brucellosis - brucelosis (m); fiebre ondulante; fiebre de Malta
bruise - moretón (m); magulladura (f)
brush - cepillo (m)
brush, to - cepillarse
bubonic plague - peste bubónica (f)
bucket - balde (m); cubo (m)
bulging eyes - ojos capotudos (m, slang)
bunion - juanete (m)
burn - quemadura (f)
burn, to - quemar
bursitis - bursitis (m)
businessman - comerciante (m); hombre de negocios (m)
but - pero
butcher - carnicero (m)
butter - mantequilla (f)
buttock - nalga (f); sentadera (f)
buy, to - comprar
buzz - zumbido (m)
buzzer - timbre (m)
buzzing - zumbidos (m)
cabinet - gabinete (m)
calcified - calcificado
calcium - calcio (m)
calf (of leg) - pantorrilla (f); chamorro (m)
call - llamada (f)
call, to - llamar
callus - callo (m)
calm - calma (f)
calorie - caloría (f)
can, to be able - poder

cancer - cáncer (m)
candy - dulces (m)
cane - bastón (m)
canine tooth; eyetooth - canino (m)
canker sore - postemilla (f)
cap (dental) - chaqueta (f)
capillary - capilar (m)
capsule - cápsula (f)
carbohydrate - carbohidrato (m)
carbon tetrachloride - tetracloruro de carbón (m)
card - tarjeta (f)
cardiac - cardíaco
cardiac arrest - fallo cardíaco (m)
cardiac muscle - músculo cardíaco (m)
cardiologist - cardiólogo (m)
cardiopulmonary resuscitator - resucitador cardiopulmonar (m)
cardioscope - cardioscopio (m)
careful, to be - tener cuidado
caries *(dental)* - caries (f)
carpenter - carpintero (m)
carry, to - llevar
cast - yeso (m)
cataract - catarata (f)
catheter - sonda (f); cáteter (m)
catheterize, to - sondear
Catholic - católico
cause - causa (f)
cause a relapse, to - atrasar
cavities - dientes podridos (m)
cells - glóbulos (m)
cereal; grain - cereal (m)
cerebral palsy - parálisis cerebral (f)
cervix - cuello uterino (m); cuello de la matriz (m); cerviz (f)
cesaraen section - operación cesaria (f)
change, to - cambiar
chaplain - capellán (m)
chart - cuadro (m)
check, to (something) - chequear (slang)
cheek - mejilla (f)
chef - cocinero
chemotherapy - quimoterapia (f)
chest - pecho (m)

chew, to - mascar; masticar
chicken pox - varicela (f); viruelas locas (slang); china (slang)
chief - jefe/a (m/f)
child - niño/a (m/f); muchacho/a (m/f); chico/a (m/f)
child *(small)* - nene/a (m/f)
childbirth - parto (m); alumbramiento (m)
chills - escalofríos (m)
chin - barbilla (f); mentón (m)
chiropodist - quiropodista (m)
chiropractor - quiropráctico (m)
chloasma *(mask of pegnancy)* - paños (m)
choke, to - ahogar; atragantarse; sofocar
cholesterol - colesterol (m); grasa en las venas (f)
chorea *(St. Vitas Dance)* - corea (f); mal de San Vito (m); baile de San Vito (m)
chronic - crónico
chronic illness - enfermedad crónica
circulatory system - sistema circulatorio (m)
circumcision - circuncisión (f)
cirrhosis of the liver - cirrosis hepática (f)
citizen - ciudadano (m)
civil service - empleado del gobierno (m)
clavicle - clavícula (f)
clean - limpio
clean, to - limpiar
cleft palate - paladar hendido (m); grietas en el paladar; labio leporino (m); chucho (m); comido de la luna (m); eclipsado
clerk - dependiente (m,f)
climb up, to - subirse
clinic - clínica
clitoris - clítoris (m)
close, to - cerrar
clot - coágulo (m)
clothing - ropa (f)
clubfoot - patizambo (m); chueco (m)
coat - abrigo (m)
cocaine - cocaína (f); nieve (f, slang)
codeine - codeína (f)
coffee - café (m)
cold *(health)* - resfriado (m); catarro (m)
cold *(temperature)* - frío (m)
cold, to be - tener frío
colic - cólico (m)

collapse - colapso (m)
colostomy - colostomia (f); ano artificial (m)
colostrum - calostro (m)
comb, to *(one's own hair)* - peinar(se)
come, to - venir
comfortable - cómodo
communicable disease - transmisible
compensation *(case)* - compensación (f) (caso de)
complain, to *(of)* - quejar (se de)
complaint - queja (f); molestia (f)
compress - compresa
conceive, to - concebir
condensed - condensado
condom - condón (m); hule (m, slang)
confused - desorientado
congenital - congénito
conjunctiva - conjunctiva (f)
consent, to - consentir
constipated, to be - aliñado; estar estreñido
constipation - estreñimiento (m)
contagious - contagioso
contaminated - contaminado
contraceptive - anticonceptivo
contraction - contracción (f)
contusion - contusión (f)
convalesce, to - convalecer; recuperarse
convalescent - convalesciente (m,f)
convulsion - convulsión (f)
cord, spinal - medula espinal (f)
cord, umbilical - cordón umbilical (m)
corns - callos (m)
coronary - coronaria
correct, to - corregir
corridor - pasillo (m)
cortisone - cortisona (f)
cotton swab - algodón (m); hisopo (m)
cough - tos (f); **dry cough** - tos seca; **with phlegm** - tos desgarrado con
     flema
cough, to - toser
courteous - cortés
crab louse - ladilla (f)
cramps *(post partum)* - calambres (m); entuertos (m)
craving - antojo (m)

crawl, to - gatear
cream - crema (f)
crib - camita (f)
cross-eyed - bisco
crown *(tooth)* - corona (f)
crutch - muleta (f)
cry, to - llorar
culture, to - cultivar
culture plate - caja de cultivo; caja de Petri
cupping - ventosa (f)
cutaneous - cutáneo
cyanosis - cianosis (f); piel azulada (f)
cyst - quiste (m)
cystic fibrosis - fibrosis quística (f)
cystitis - cistitis (f); infección de la vejiga (f)

Dad - papá (m)
daily - diario; diariamente
dandruff - caspa (f)
danger - peligro (m)
dangerous - peligroso
dangle, to - colgar
dare, to - atreverse
dark - oscuro
date - fecha (f)
daughter - hija (f)
daughter-in-law - nuera (f)
day-care center - centro infantil (m); guardería infantil (m)
dead - muerto
dead person - difunto/a (m/f)
deaf - sordo
deaf-mute - sordo-mudo (m,f)
dear - querido
decayed tooth - cariado; diente
December - diciembre
decide, to - decidir
defect - defecto
defecate, to - obrar; hacer caca (slang)
defibrillator - defibrilador (m)
deformity - deformidad (f); deformación (f)
dehydration - deshidración (f)
dejected - decaído; desanimado

delay, to - demorar; tardarse
delirious - delirando; delirante
deliver, to; to give birth - aliviarse; parir; dar a luz
delivery room - sala de parto (f); sala de alumbramiento (f)
dental - dental; **bridge** - puente (m, f); **floss** - hilo (m); **mirror** - espejo (m)
dental pulp, dentine - dentina (f)
dentist - dentista (m, f)
denture - dientes postizos (m)
depilatory - depilatorio (m)
depressed - deprimido; rebajado
depression - depresión (f)
dermatologist - dermatólogo (m)
detached retina - desprendimiento de la retina (m)
detoxification - detoxificación (f)
develop, to - desarollar
diabetes - diabetes (m)
diagnosis - diagnóstico (m)
diaper - pañal (m)
diaphragm - diafragma (m)
diarrhea - diarrea (f); **with mucus** - cursera (f, slang)
die, to - morir
diet - régimen (m); **dieta** (f); **bland** - sin especias; **diabetic** - para
     diabéticos; **liquid** - líquido; **low calorie** - de menos calorías;
     low fat - de poca grasa; **low salt** - con poca sal; **salt free** - sin sal
dietetic - dietético (m)
dietician - dietista (f)
digestion - digestión (f)
dilation - dilatación (f)
dinner - cena (f)
diphtheria - difteria (f)
diphtheria - pertussis - tetanus (DPT) - vacuna triple (f); difteria-pertusis-
     tétano
dirty - sucio
disability - incapacidad (f)
disagreeable - antipático; desagradable
disc (slipped) - disco (m); desplazado
discharge - secreción (f)
discharge, to - dar de alta
disease - enfermedad
disinfectant - desinfectante (m)
dislocate a joint or bone - zafarse un hueso (Mex.)
disposable - descartable; disponible
ditch - acequia (f); cuneta (f); zanja (f); "diche" (slang)

diuretic - diurética (f)
dizziness - mareos (m); borracheras (f)
dizzy - mareado
dizzy, to become - marearse
do, to - hacer
doll - muñeca (f)
door - puerta (f)
dose - dosis (f)
doubt, to - dudar
douche - lavado de vagina (m); ducha (f)
drain, to - secar
drain cleaner - destapador de tubería (m); limpiador de cañería (m)
dream, to - soñar
dress, to *(bandage)* - vendar
dress, to *(clothes)* - vestir(se)
dressmaker - costurera (f)
dried - seco
drill, dentist's - broca (f); fresa (f)
drink, to - beber
drinker - bebedor (m,f)
driver - tomador/a (m/f); chófer (m); conductor (m)
dropper - gotero (m)
dropper *(medicine)* - goteador (m) (Mex.)
drug - droga (f)
drug addict - drogadicto (m)
drug-seller - narcotraficante
drunken - bebido; borracho; fomado; enbriagado; **"stoned"** - "cuete"
    (slang)
dull - embotado
duodenum - duodeno (m)
during - durante
dust mask - máscara de polvo (f)
duty, on - de turno
dysmenorrhea - dismenorrea (f)

ear - oreja *(outer)* (f); oído *(inner)* (m)
earache - dolor de oído (m)
ear canal - canal (m)
ear drum - tímpano (m)
ear wax - cedrilla (f); cerumen (m)
early - temprano
earn, to - ganar
eat, to - comer

ectopic pregnancy - embarazo ectópico (m)
edema - edema (f)
education - educación (f)
effort - esfuerzo (m)
ejaculate, to - eyacular
elastic - elástico; **bandage** - vendaje (m)
elbow - codo (m)
electrician - electricista (m)
electric pad - cojín eléctrico (m)
electrocardiogram - electrocardiograma (m)
electrocardiograph - electrocardiógrafo (m)
electroencephalogram - electroencefalograma (m)
electroencephalograph - electroencefalógrafo (m)
electromyograph - electromiógrafo (m)
eliminate, to - eliminar
embolism - embolia (m)
embryo - embrión (m)
emergency - emergencia (f)
emergency room - sala de emergencia (f)
emetic - emético (m); vomitivo (m)
emphysema - enfisema (f)
enamel - esmalte (m)
ended - terminado
endocrine - endocrina (m)
enema - enema (f); lavativa (f)
engineer - ingeniero, (m)
English - inglés (m)
enter, to - entrar
entrance - entrada (f)
environment - ambiente (m)
epididymis - epidídimo (m)
epilepsy - epilepsia (f); mal caduco (m, slang); mal de San Juan (m, slang)
episiotomy - episiotomía (f)
equal - igual (m)
erysipelas - erisipela (f)
erythema - eritema (f)
eschar - escara (f)
esophagus - esófago (m)
estrogen - estrógeno (m)
ether - éter (m)
eustachian tube - trompa de eustaquio (f)
evaporated - evaporado

everyone - todas/os (f/m)
examine, to - examinar
excessive - exceso
excuse me - con permiso, perdón
excercise - ejercicio (m)
exhausted - agotado
expert - experto
expression - expresión (f)
external - externo
extract, to - extraer
exudate - exudado (m)
eye - ojo (m)
eyebrows - cejas (f)
eyeglasses - lentes (m); gafas (f); anteojos (m); espejuelos (m)
eyelash - pestaña (f)
eyelid - párpado (m)
eye tooth - canino (m)

face - cara (f); **down** - boca abajo; **up** - boca arriba
fact - hecho (m)
fall - otoño (m)
fall asleep, to - dormirse
fall down, to - caerse
Fallopian tube - trompa de falopio (f)
family - familia (f)
farmer - granjero (m)
fast - rápido
fast, to - ayunar
fat - gordo (adj.); grasa (n)
father - padre (m)
father-in-law - suegro (m)
fatigue - fatiga (f)
fault - falta (f)
fear, to - temer
February - febrero (m)
feed, to - dar de comer; alimentar
feel, to - sentir
feel better, to - sentirse mejor
feel like, to - tener ganas de
feet - pies (m)
fertilization - fecundación (f)
fetus - feto (m)

fever - fiebre (f); calentura (f, Mexican)
fiance - novio/a (m/f); prometido
fibroid - fibroideo
fibroid tumor - fibroma (m)
field - campo (m); "fil" (m, slang);
file - archivo (m)
fill, to - llenar
find, to - encontrar; hallar
finger - dedo (de la mano) (m)
fingertip - yema del dedo (f)
finish, to - acabar; terminar
fire - lumbre (f); quemazón (m)
fireman - bombero (m)
first - primero
fissure - partidura; grieta (f)
fist - puño (m)
fistula - fístula (f)
flatfoot - pie plano (m)
flatus - flato (m); ventosidad (f)
flea - pulga (f)
flex, to - doblar
floor - piso (m)
flow - desecho (m)
flow - flujo (m); **menstrual** - menstrual
flushed (color) - colorado
fly - mosca (f)
foam - espuma (f)
follow, to - seguir
fontanel - mollera (f); fontanela (f)
foot - pie (m)
footbath - baño de pies (m)
for - para; por
forceps - pinzas (f)
forearm - antebrazo (m)
forehead - frente (f)
foreign body - objeto extraño (m)
forget, to - olvidar
fork tuning - diapasón (m)
formula - fórmula (f)
fracture - fractura (f)
freckle - peca (f)
free - (no payment) - gratis

frequency - frecuencia (f)
frequent - frecuente
Friday - viernes (m)
friend - amigo/a (m/f)
friendship - amistad (f)
fright - miedo (m); temor (m)
from now on - a partir de ahora
front - frente (m,f)
frostbite - congelado (m)
full - lleno/a (m, f)
fullness - llenura (f)
function, to - funcionar
fungus - hongo (m)
fuzz - vello (m)

gain, to - aumentar; ganar
gallbladder - vesícula biliar (f)
gallstone - piedra biliar (f); cálculo biliar (m)
gangrene - gangrena (f)
garden - jardín (m)
gargle, to - gargarizar
gas - flato (m); gas (m); pedo (m)
gasoline - gasolina (f)
gastric juice - jugo gástrico (m)
gather, to - recoger
gauze - gasa (f)
genitals - genitales (m); las partes privadas (f)
get angry, to - enojarse; enfadarse
get better, to - mejorarse
get up, to - levantarse
get up onto, to - subirse
get well, to - sanarse; curarse
girdle - faja (f)
give, to - dar
gland - glándula (f)
glans - glande (m); cabeza (f, slang)
glass - vaso (m)
glasses (eye) - anteojos (m); espejuelos (m); gafas (f); lentes (m)
glove - guante (m)
glucose - glucosa (f)
go, to - ir; **away** - irse; marcharse; **to bed** - acostarse; **out of** - salir;
   over - revisar; **up** - subir
God grant... - ¡ojalá!

goiter - bocio (m); buche (m, slang)
gold - oro (m)
gonorrhea - gonorrhea (f)
gout - gota (f)
grab, to - agarrar
gradually - poco a poco
graft - injerto (m)
grain - cereal (m, f); grano (m)
granddaughter - nieta (f)
grandfather - abuelo (m)
grandmother - abuela (f)
grandson - nieto (m)
granulated - granulado
granule - granulo (m)
grateful - agradecido
green - verde
groin - ingle (f)
ground floor - planta baja (f)
grow, to - crecer
growth - crecimiento (m)
grunt, to - pujar
gums - encías (f)
gunshot - tiro (m)
gynecologist - ginecólogo (m)

hair - pelo (m); cabello (m)
hairdresser - peluquero/a (m/f)
halitosis - halitosis (m); aliento feo (m); mal aliento (m)
hallucination - halucinación (f)
hamburger - hamburguesa (f)
hammer, reflex - martillo de reflejos (m)
hand - mano (f)
handle, to - manejar
hanger - gancho (m); percha (f); perchero (m)
hangnail - uñero (m)
hangover, to have a - estar "crudo" (slang)
happen, to - suceder
happy - feliz; alegre; dichoso
hard - duro
hard-headed - cabezudo
hardly - apenas
hard-working - diligente

harelip - paladar hundido (m); labio leporino (m); chucho (m) comido de
 la luna (m); labihendido

harvest - la cosecha

harvest, to - cosechar; pizcar

have, to - tener; haber

hay fever - fiebre de heno (f)

he - él

head - cabeza (f)

headache - dolor de cabeza (m); **migraine** - jaqueca (f)

headboard - cabecera (f)

healer - curandero/a (m/f)

health - salud (f)

health aide - auxiliar de salud (m,f)

health department - departamento de salud (m)

health educator - educador (a) de salud

healthy - sano

hear, to - oir

heart - corazón

heart attack - ataque cardíaco (m); ataque del corazón

heartbeat - latido (m)

heartburn - acidez (f); agrieras (f); agruras (f); hervor (m)

heart failure - insuficiencia cardíaca (f)

heart murmur - murmullo de corazón (m)

heel - talón (m)

help - asistencia (f); ayuda (f); socorro, (m)

help! - ¡socorro!

help, to - ayudar

hemorrhoid - almorrana (f); hemorroide (f)

hepatitis - hepatitis (f)

her - su; sus

herbalist - yerbero, (m)

herbicides - herbicidas (f); matayerbas (f)

hernia - hernia (f)

heroin - heroína (f); packet of - gramo (m, slang, Mexican)

hiccup - hipo (m)

hide, to - esconder(se)

hinder, to - impedir

hip - cadera (f)

hoarse - ronco

hoaseness - ronquera (f)

hole (small) - agujerito (m); abujerito (m, slang)

home - el hogar

homosexual - homosexual

"hooked" on drugs - prendido

hookworm - mal de minero (m, slang); **disease** - ancylostomiasis (m)

hormorne - hormona (f)

hospital - hospital (m)

hospitalization *(mental)* - internar

hot, to be - tener calor

hot flashes - sofocones (m); fogajes (m); bochornos (m)

hot water bottle - bolsa de agua caliente (f)

house - casa

housewife - ama de casa (f)

how - ¿cómo?

how much - ¿cuánto?

human - humano (m); **human being** - ser humano (m)

humid - húmedo

hunchback -jorobado; joronche (slang)

hunger - hambre (f)

hunger pang - latido (m)

hungry, to be - tener hambre

hurry, to - apresurarse

hurt, to - doler

hurt - dolor (m); **slight** - ligero; **moderate** - moderado; **very much** - mucho

husband - marido (m)

hyaline - hialino

hydrocele - hidrocele (f); líquido en el excroto (m)

hydrogen peroxide - agua oxigenada (f)

hymen - himen (m)

hypertension - hipertensión (f)

hypochondriac - adolorado; hipocondriaco

hysterectomy - histerectomia (f); extirpar la matriz

hysteria - histeria (f)

ice - hielo

ice cream - helado (m); mantecado (m); nieve (f)

ice pack - bolsa de hielo (f)

immobile - inmóvil

immobility - estar sin moverse

immunization - inmunización (f); vacuna (f)

immunize, booster - reactivar

impatient - impaciente

implant - implante

in - en; dentro de

in order to - para

incision - incisión (f)
incisor - incisivo (m)
increase, to - aumentar
incubation period - periodo de incubación (m)
incubator - incubadora (f)
infection - infección (f)
ingrown (nail) - encarnada (f); enterrada (f)
inject, to - inyectar
injection - inyección (f)
injure, to - lastimar
inner - interior
inoculation - inoculación (f)
insane - loco; demente (m,f)
insanity - demencia (f)
insect - insecto
insecticide - insecticida (f)
insert - introducir; insertar; meter
insolated - insolado
insolation - insolación (f)
insomnia - insomnio (m)
instead *(of)* - en vez de
instrument - instrumento (m)
insurance - seguro (m); **policy** - póliza de (f)
intelligence - inteligencia (f)
intelligent - inteligente
intensive - intensivo; **care** - cuidado intensivo (m)
intercourse *(sexual)* - relaciones sexuales (f)
internal - interno
intestine - intestino, (m); tripas (f, slang)
intoxicant - intoxicante
intrauterine - intrauterino; **device (I.U.D.)** - aparato intrauterino; dispositivo intrauterino (m)
intravenous - intravenosa
introvert - retraído; tímido
iodine - yodo (m)
iris *(eye)* - iris (m); niña (f, slang)
iron - hierro (m)
irreducible - irreducible
irritable - irritable
isolation - aislamiento (m)
itch - comezón (f); picazón (m)
itch, to - picar

jacket - chamarra (f); saco (m)
janitor - conserje (m)
January - enero (m)
jaundice - ictericia (f); piel amarilla (f)
jaw - mandíbula (f); quijada (r)
jelley - jalea (f)
Jewish - judío/a (m/f)
job - empleo (m); trabajo (m)
joint - cojuntura (f)
juice - jugo (m)
July - julio (m)
June - junio (m)

kerosene - aceite de lámparas (m); kerosena (f)
kidney - riñón (m)
kill, to - matar
kindergarten child - bebeleche (m, slang)
kiss, to - besar
kiss - beso (m)
knee - rodilla (f)
kneecap - rótula (f)
knock, to - dar un golpe
know, to *(be acquainted with)* - conocer
know, to *(facts)* - saber

label - etiqueta (f)
laboratory - laboratorio (m)
labor - parto (m)
laborer - obrero (m)
labor pains - dolores de parto (m)
lady - señora (f)
lamb - cordero (m)
lame - cojo
lard - manteca (f)
laryngitis - laringitis (f)
larynx - laringe (f)
last, to - durar
last night - anoche
laughter - risa (f)
law - ley (f)
lawyer - abogado (m)
laxative - laxante (m)

lazy - perezoso
lead, to - conducir
leak, to - gotear
lean on, to - apoyarse en
learn, to - aprender
leave, to - salir
leave, to *(in position)* - dejar
left - izquierdo
left-handed - zurdo; izquierdo
leg - pierna (f)
lemon - limón (m)
leprosy - lepra (f)
less - menos
let, to - dejar
lettuce - lechuga (f)
leukemia - leucemia (f)
lice - piojos (m)
lid - tapa (f)
lie, to - mentir
lie down, to - acostarse
lifeless - sin vida
lift, to - altar
like *(as)* - como
limb - extremidad (m)
line (of persons) - cola (f); fila (f)
linement - liniamiento (m)
lip - labio (m)
liquid - líquido (m)
lisp - ceceo (m)
listen to, to - escuchar
live, to - vivir
liver - hígado (m)
look at, to - mirar
loop - lazo (m)
long - largo (m)
lose, to - perder
lose weight, to - adelgazar
loss - pérdida (f)
love, to - querer; amar
lower, to - bajar
lower (position) - inferior
low-fat - descremado; desgrasado

lozenge - trocisco (m); pastilla (f)
LSD - LSD droga alucinante
lubricant - lubricante
lucky, to be - tener suerte
lump - bolita (f); dureza (f)
lunch - almuerzo (m)
lung - pulmón (m); **iron lung** - pulmón de acero (m)
lung specialist - neumólogo (m/f)
lye - lejía (f)

machine - aparato (m)
magazine - revista (f)
mail cnrrier - cartero (m)
main - principal
maintain, to - mantener
major - mayor
makeup - maquillaje (m)
malaise - malestar (m)
malaria - paludismo (m)
malformation - malformación
malignant - maligno
malnutrition - desnutrición (f)
malocclusion - maloclusión (f)
man - hombre (m)
maniac - maniático (m,f)
March - marzo (m)
marijuana - marijuana (f); grifa (f, slang); yerba (f); mota (f, slang, Mexican); podo (m, slang, Mexican); yedo (m, slang, Mexican)
mark - marca (f)
married - casado
marry, to - casarse con
mask - máscara (f)
massage - masaje (m)
mastectomy - mastectomía (f)
mastitis - mastitis (m)
masturbate, to - masturbarse; jugarse; tocarse (slang)
maturity - madurez
May - mayo (m)
meal - comida (f)
mean, to; signify, to - significar
meaning - significado (m)
measles - sarampión (m); sarampión de diez días; sarampión regular
measles, German - sarampión alemán; alfombrilla; sarampión de tres días

measure, to - medir
measure - medida (f)
meat - carne (f)
medicate - medicinar; dar medicina
medication - medicamento (m); medicación (f)
memory - memoria (f)
menopause - menopausia (f); cambio de vida (m)
menses - regla (f); período (m)
menstruation - estar mala de la luna (slang, Mexican); regla; periodo
mental - mental
mental hospital - manicomio (m)
mentally retarded - retrasado; retardado
Merthiolate - mertiolato (m)
methadone - metadona (f)
microscope - microscopio (m)
midnight - medianoche (f)
midwife - partera (f); **untrained** - comadrona
migraine -jaqueca (f); migraña (f)
migrant - migrante (m,f)
milk - leche (f); **skimmed** - descremada; **powdered** - en polvo
milk of magnesia - leche de magnesia (f)
mind - mente (f)
mineral - mineral
minor - menor; leve
minute - minuto (m)
mirror - espejo (m)
miscarriage - aborto accidental (m); aborto espontáneo (m); aborto natural
  (m)
miscarry, to - abortar
Miss - señorita (f)
Mister - señor (m)
mistreat, to - maltratar
mite - ácaro (m); mota (f)
moderate - moderado
molar - muela (f)
mole - lunar (m)
Monday - lunes (m)
money - dinero (m)
mononucleosis - mononucleosis infecciosa (f)
monthly - mensualmente
morning - mañana (f)
morning sickness - malestares de la mañana (m)
morphine - morfina (f)

mosquito - mosquito (m); moyote (m)
mother - madre (f); **first time** - primeriza (f)
mother-in-law - suegra (f)
motor coordination - coordinación motriz (f)
mourn, to - lamentar; llevar luto; estar de luto
mouth - boca (f)
move, to - mover
Mrs. - Señora (f)
much - mucho
mucus - muco (m); mucosidad (f)
multiple sclerosis - esclerosis múltiple (f)
mumps - paperas; farfallota; bolas (f); "Chanza" (f, slang); parótidas (f)
muscular dystrophy - distrofía muscular (f)
mushroom - champiñón (m); hongo (m)
mute - mudo
my - mi; mis

name - nombre (m)
named, to be - llamarse
nape - nuca (f)
narcotic - narcótico (m)
nasal sinuses - senos nasales (m)
nationality - nacionalidad (f)
natural - natural
natural childbirth - parto natural (m)
nausea - asqueo (m); asco (m)
navel - ombligo (m)
neck - cuello (m); pescuezo (m, slang)
need - necesitar
needle - aguja (f)
negative - negativo
neighbor - vecino/a (m/f)
neighborhood - barrio (m)
neonatal - recién nacido/a (m/f)
nerve - nervio (m); niervo (m, slang)
nervous - nervioso
nervous system - sistema nervioso (m)
neuralgia - neuralgia (f)
neurologist - neurólogo (m)
neurosurgeon - neurocirujano (m)
neurotic - neurótico
newspaper - periódico (m)

next - siguiente
niacin - niacina (f)
nightmare - pesadilla (f)
nipple - pezón (m); chichi (m, slang)
nit - liendra (f)
nits - piojos (m)
no - no
noise - ruido (m)
nose - nariz (f); **stuffy** - tapada
nostril - ventana de la nariz (f); fosa nasal (f)
notes - notas (f)
nothing - nada
notice, to - notar
November - noviembre (m)
numb - adormecido; entorpecido
number - número (m)
numbness - adormecimiento (m); entumecimiento (m)
nurse, to - dar el pecho; amamantar; mamar
nurse - enfermera (f); norsa (f); **public health nurse** - enfermera de salud pública; **ward nurse -** enfermera de piso
nurse's aide, supervisor - auxiliar de enfermera (m,f)
nurture - nutrir

obese - gordo; obeso
obesity - gordura (f); obesidad
obstetrician - obstetra (m,f)
occasion - ocasión (f)
occlusion - oclusión (f)
occupation - ocupación (f)
occur, to - pasar; presentarse
October - octubre (m)
oculist - oculista (m)
of - de
of course - claro; claro que sí; desde luego; por supuesto
office - oficina (f)
often - a menudo
old lady - señora de edad (f)
old person - anciano/a (m/f)
on (upon) - en; sobre
one-armed - manco (m)
only - solamente; solo
opaque - opaco
open, to - abrir

ophthalmologist - oftalmólogo (m)
opium - opio (m); "chinaloa"
optic - óptico
optician - óptico (m)
optometrist - optómetra (m); optometrista (m)
oral - oral; por la boca
orange, the - naranja (f)
orange *(color)* - anaranjado
order - órden (m)
organ, vital - órgano vital (m)
orgasm - orgasmo (m)
orthodontia - ortodoncia (f)
orthopedist - ortopedista (m,f)
osteopath - osteópata (m)
other - otro/a (m/f)
otitis - otitis
otoscope - otoscopio (m)
our - nuestro
outside - afuera
ovary - ovario (m)
overweight - sobrepeso
ovulation - ovulación (f)
ovum - óvulo (m)
owe, to - deber
oxygen mask - careta de oxígeno (f)

pacemaker - marcapaso (m); marcador de ritmo (m)
pacifier - chupete (m); chupón (m); mamón (m, slang)
pack, ice pack - bolsa de hielo (f)
pain, sharp - punzada (f); **to be in pain** - estar adolorido
painter - pintor (m)
paint thinner - disolvente de pintura (m)
pajamas - pijamas (f)
palate - paladar (m)
pale - pálido
paleness - palidez (f)
palm (hand) - palma (f)
palpate - palpar
palpitatians - palpitación (f)
pancreas - páncreas (m)
pancreatic juice -jugo pancreático (m)
panties - pantaleta (f); calzones (m)

pants - pantaletas (f); pantis (f, slang)
panty hose - pantimedias (f)
Pap smear - prueba de cáncer cervical (f)
paper - papel (m)
parallel bars - barras paralelas (f)
paralysis - parálisis (f)
paramedic - paramédico
parasite - parásito (m)
paregoric - paragárico (m)
parotid - parotida (f)
partial - parcial; **partial plate** - dentadura parcial (f)
pass, to - pasar
past - pasado (m)
pathologist - patólogo (m)
patience - paciencia (f)
patient - paciente (m,f); enfermo/a (m/f)
pay, to - pagar
pay attention, to - prestar atención; **to someone** - hacerle caso
payment - pago (m)
peaceful - tranquilo
peanut - cacahuate (m); maní (m)
pear - pera (f)
pediatrician - pediatra (m,f)
peel, to - pelar
peel - cáscara (f)
pelvis - pelvis (f)
pen - pluma (f)
pencil - lápiz (m)
penetrate - penetrar
penicillin - penicilina (f)
penis - pene (m); miembro (m, slang)
people - gente (f)
pepper - pimienta (m); **bell** - pimiento (m); **hot** - chile (m)
percent - porciento (m)
perforated eardrum - tímpano roto (m)
perineum - perineo (m)
period (menstrual) - mensual (f); regla (f); periodo (m)
peritoneum - periconeo (m)
peritonitis - peritonitis (f)
permission - permiso (m)
permit, to - permitir
persecution - persecución (f)

person - persona (m, f)
perspiration - sudor (m)
perspire, to - sudar
pessary - pesario (m)
pesticide - pesticida (f)
Petri dish - caja de Petri (f); caja de cultivo (f)
peyote - peyote (m)
pharmacist - farmaceútico/a (m/f)
pharmarcy - farmacia (f); botica (f)
pharynx - faringe (m)
phlebitis - flebitis; tromboflebitis (f)
phlegm - flema (f); gargajo (m)
phosphorus - fósforo (m)
physical examination - examen físico (m); reconocimiento médico (m)
physician - médico (m); doctor/a (m/f)
physiotherapy - fisioterapia (f)
pie - pastel (m)
piece - pedazo (m)
piles - almorranas (f)
pill - pastilla (f); píldora (f)
pillow - almohada (f)
pilot - piloto (m)
pimple - grano (m)
pimpled - espinillento (slang, Mexican)
pin - alfiler (m); **safety pin** - seguro (m); imperdible (m);
pink - rosa; **pinkish** - rosado
pint - pinta (f)
pinworm - ascaris oxiuros; gusanos pequeños (m)
pitcher -jarra (f)
pity - lástima (f); pena (f)
placenta - placenta (f)
plague - peste (f)
Planned Parenthood Center - Centro de Planificación Familiar (m)
plaster - yeso (m)
plastic - plástico; **plastic surgery** - cirugía plástica
plate (dental) - placa (f); **upper** - superior; **lower** - inferior
play, to - jugar
playpen - corral (m)
please - por favor
pleasure - placer (m)
plenty - bastante; suficiente
pleurisy - pleuresía (f)

pliers - pinzas (f)
plum - ciruela (f)
plumber - fontanero, (m); plomero (m)
pneumonia - pulmonía (f); **double** - doble
podiatrist - podiatra (m)
poison - veneno (m)
poisoned - envenenado
poison ivy - hiedra venenosa (f)
poisonous - venenosa
police - policía (m)
policy - póliza (f)
poliomyelitis - polio (f); poliomielitis; parálisis infantil
polyp - pólipo (m)
pomade - pomada (f)
poor - pobre
pork - cerdo (m)
portable - portátil
position - posición (f)
Post Office - casa de correos (f); **box** - apartado postal (m)
postoperative - postoperativo
postpone, to - posponer
potty - vasín (f); vasinilla (f)
pound - libra (f)
power - poder (m)
practice, to - practicar
practice - práctica (f)
prefer, to - preferir
preferred - preferido
pregnancy - embarazo (m); **abdominal** - abdominal; extrauterino; **ectopic** - ectópico; **tubal** - tubal
pregnant, to be - estar embarazada; estar esperando; estar "gorda"
pregnant - embarazada; encinta; preñada *(negative connotation);* en estado; **enormously** - panzonzona (f, slang, Mexican)
premature *(7-month baby)* - prematuro (sietemesino)
prenatal care - atención prenatal (f)
prepare, to - preparar
prescribe, to - recetar; escribir una receta
prescription - receta (f)
present, to - presentar
present - regalo (m)
pressure, blood - presión arterial (f); sanguínea
pretty - bonito; guapo
prevent, to - evitar

prevention - prevención (f)
previously - anteriormente
prick, to - picar
priest - cura (m); sacerdote (m)
printer - impresor/a (m/f)
private - privado
problem - problema (m)
procedure - procedimiento (m)
prognosis - prognóstico (m)
program - programa (m)
prolonged - prolongado
promise, to - prometer
promise - promesa (f)
prostate - próstata (f)
prosthesis - protesis (f)
protect, to - proteger
protein - proteina (f)
proud - orgulloso
psychiatrist - psiquíatra (m,f)
psychologist - psicólogo/a (m/f)
psychosis - psicosis (m)
psychosomatic - psicosomático; **illness** - enfermedad (f)
pulmonary - pulmonar; **lesion** - lesión pulmonar (f); **embolism** - embolio
pulmonar (m)
pulse - pulso (m)
pumpkin - calabaza (f)
pupil (eye) - pupila (f); niña (f, slang)
purge - purga (f); purgante (m)
purse - bolsa (f)
pus - pus (m)
push, to - empujar; pujar
put, to - poner
put in, to - insertar; introducir; meter
put on, to - ponerse
putrid, decayed - podrido
pyorrhea - piorrea (f)

quarrelsome - agresivo; bravo; peleonero
quart - cuarto (m)
quarter - cuarto (m)
question - pregunta (f)
question, to - preguntar
question, to ask a - hacer una pregunta

quickly - pronto; rápidamente; rápido
quiet - callado; quieto; silencioso; **to be quiet** - estar tranquilo
quiet oneself, to - callar(se)
quota - cuota (f)

rabbit - conejo/a (m/f)
rabbit test - examen de conejo (m)
rabies - rabia (f); hidrofobia (f); mal del perro (m, slang)
radial (bone) - radio (m)
radiation treatment - radiación (f)
radiologist - radiólogo/a (m/f)
raise, to - levantar
rape - violación (sexual)
rapid - rápido
rash - salpullido (m); erupción (f)
razor - máquina de afeitar (f); **blade** - cuchilla de afeitar (f)
reach, to - alcanzar
react, to - reaccionar
reaction - reacción (f); **negative** - negativa; **positive** - positiva;
  immune - inmune
read, to - leer
ready - listo
realize, to - darse cuenta de
receipt - recibo (m)
receive, to - recibir
recent - reciente
recover, to - curarse, recuperarse
recovery - recuperación (f); **room** - salón de ...
rectum - recto (m)
recuperate - mejorar; recuperar
red - rojo; colorado; **dark** - oscuro; **light** - claro
reflex - reflejo (m)
refusal - rehuso (m)
regularly - con regularidad
regulation - reglamento (m)
relative - pariente (m,f); familiar
relax - aflojar; relajar
religion - religión (f); **Catholic** - católico; **Protestant** - protestante;
  Jewish - judío; **Moslem** - mahometano
remember, to - recordar; acordarse de
remove, to - quitar; **take off** - quitar(se)
renal artery - arteria renal (f)
repeat, to - repetir

respirator - respirador (m)
respond, to - responder
responsibillty - responsabilidad (f)
rest, to - descansar(se)
result - resultado (m)
return, to - volver; **return something, to** - devolver
Rh factor - factor Rhesus (m); factor Rh
rheumatic fever - fiebre reumática (f)
rheumatism - reumatismo (m)
rhythm - ritmo (m)
rib - costilla (f)
riboflavin - riboflavina (f)
rice - arroz (m)
right (direction & legal) - derecho (m)
ring, to - tocar; sonar
ring - anillo (m)
ringworm - culebrilla (f); serpigo (m)
rinse, to - enjuagar
risk - riesgo (m)
roast, to - asar
robe - bata (f)
room - cuarto (m)
root - raíz (f); **root canal** - canal de ...
rotten - podrido
roughage - porción fibrosa; (inabsorbible) de la dieta (f)
rub, to - frotar
rubber - goma (f); hule (m)
rubber gloves - guantes de caucho; goma (m); hule (m)
rue (herb) - ruda (f)
rule - regla (f)
run, to - correr
rupture - hernia (f); relajado (m);
rhythm method - método del ritmo

sad - triste
safe - seguro
salad - ensalada (f)
saleman - vendedor (m)
saliva - saliva (f)
salivation (much) - mucha saliva
salt - sal (f)
same - mismo

sample - muestra (f)
sanatorium - sanatorio (m)
sand - arena (f)
sanitary napkin - servilleta sanitaria; toalla sanitaria (f)
sanity - lucidez (f)
Saturday - sábado (m)
sauce - salsa (f)
say, to - decir
scab - postilla (f); cuerito (m, slang)
scabies - sarna (f)
scale - báscula (f); pesa (f); balanza (f)
scar - cicatriz (f)
scarlet fever - frebre escarlatina (f)
schizophrenic - esquizofrénico
scissors - tijeras (f)
sclera - esclerótica (f)
scorpion - alacrán (m)
scratch - rasguño (m); raspada (f)
scream, to - gritar
scream - grito (m)
scrotum - escroto (m)
seat, to - sentar
seat - asiento (m)
secondary - secundario
secretary - secretaria (m,f)
sedative - calmante (m); sedante (m); sedativo (m)
see, to - ver
seldom - pocas veces
sell, to - vender
semen - semen (m)
seminal vesicle - vesículo seminal (m)
send, to - enviar; mandar
sensitive - sensible
separate, to - separar
series - serie (f)
serious - serio
serology - serología (f)
serum - suero (m)
serve, to - servir
setback - atraso (m)
sexual - sexual; **desire** - deseo sexual (m); **relations** -relaciones sexuales
    (f)
shake, to - sacudir

shame - vergüenza (f)
shave, to - afeitar; rasurar
sheet - sábana (f)
shift - turno (m)
shin - espinilla (f)
shirt - camisa (f) **shock** - choque (m); **anaphylactic** - anafiláctico
shoe - zapato (m)
shoot, to - tirar
short *(stature)* - bajo
shortness of breath - ahogos (m)
shot *(injection)* - inyección (f)
shoulder - hombro (m)
show, to - mostrar; señalar
shower - regadera (f); ducha (not Mexican)
sick - enfermo; malo
sickness - enfermedad (f); mal (m); padecimiento (m)
side *(anatomy)* - lado (m); costado (m)
sight - visión (f); vista
sign, to *(instead of speaking)* - usar la dactilología
sign, to *(with pen, etc)* - firmar
sign, signal - señal (f)
signature - firma (f)
silence - silencio (m)
silent - callado; silencioso
silver - plata (f)
simple - sencillo
since - desde
single *(not married)* - soltero/a (m/f)
single *(number)* - uno solo
sinus - seno (m); cavidad hueca (f)
sinusitis - sinusitis (f)
sister - hermana (f)
sister-in-law - cuñada (f)
sit down, do - sentarse
sitz (bath) - baño de asiento (m)
size - tamaño (m)
skim, to - descremar
skimmed milk - leche descremada
skin discoloration - paño (m)
skirt - falda (f)
sleep, to - dormir; **to fall asleep** - dormirse
sleep - sueño (m)

sleeping pills - pastillas para dormir
sleepy, to be - tener sueño
sleeve - manga (f)
sling *(bandage)* - cabestrillo (m)
slip - resbalar
slipper - pantufla (f); zapatilla (f)
slow - lento
slowly - lentamente; despacio
small - pequeño; chico
smallpox - viruela (f)
smear, to - untar
smell, to - oler
smell *(odor)* - olor (m)
smoke, to - fumar
smoke - humo (m)
snack - bocadillo (m); bocadito; merienda (f)
snake - serpiente (f); víbora (f)
sneeze, to - estornudar
sniff glue, to - hacer(se) a la glufa (Mexican)
snow - nieve (f)
so - así
soap -jabón (m)
social - social
social security - seguridad social
Social Security card - tarjeta del Seguro Social (f)
social worker - trabajadora social
sock - calcetín (m)
soda - soda (f)
soiled - sucio
some - unos; varios; algunos
something - algo (m)
sometimes - a veces
son - hijo (m)
son-in-law - yerno (m)
soon - pronto
sore (noun) - grano (m)
sorry, to be - sentir; **I am sorry** - lo siento
soup - sopa (f)
spasm - espasmo (m)
speak, to - hablar
special - especial
specialist - especialista (m,f)

specimen - muestra (f)
speculum - espéculo (m)
speech - lenguaje; habla (m); **defect** - defecto; **delayed** - tardío
spend, to - gastar; **spend time** - pasar tiempo
sperm - esperma (f)
spermicide - espermecida (f)
sphygmomanometer - esfigmomanómetro (m)
spicy - picante
spider - araña; **Black widow** - viuda negra
spinach - espinaca (f)
spine - columna vertebral (f); espina (f); espinazo (m, slang)
spiral (IUD) - espiral
spiritualist - espiritista (f)
spit, to - escupir
spleen - bazo, (m)
splint, to - entablillar
splinter - astilla (f)
spoiled *(child)* - chiple
sponge - esponja (f)
spot - punto (m); mancha (f)
spotting *(blood)* - manchas de sangre (f)
sprain - torcedura (f)
sprain, to - torcer
spray, to - rociar
spread, to - separar
spring - primavera (f)
stain - mancha (f)
stair - escalera (f)
stamp - sello (m); **food stamp** - estampilla de comida (f)
stand up, to - estar de pie; levantarse
state - estado (m)
stay, to; remain - quedarse
step - paso (m)
stepfather - padrastro (m)
stepmother - madrastra (f)
sterile - estéril
sterility - esterilidad (f)
sterilized - esterilizado
sterilizer - esterilizador (m)
stethoscope - estetoscopio (m); instrumento para escuchar el corazón y los pulmones
stew - cocido (m); guisado (m)
still - quieto; **yet** - todavía

stillbirth - nacido muerto (m)
sting, to - picar
stitches - puntos (m)
stocking - media (f)
stomach - estómago (m); barriga (f, slang); panza (f, slang); **pain** - cólicos; **pit of the** - boca del estómago (f); **upset** - estómago revuelto
stone - piedra (f); cálculo (m)
stool - excremento (m); caca (f, slang [infantile])
stop, to - pararse
stopper - tapón (m)
store, to - guardar
store - tienda (f)
story - cuento (m); **floor** - piso (m)
straight - recto; derecho
strain, to - forzar
strain - tensión (f)
strep - estreptococco (m)
streptococcal infection - infección estreptocóccica
stretcher - camilla (f)
stretcher bearer - camillero (m)
strict - estricto
string - cuerda (f)
strong - fuerte
student - estudiante (m,f)
study, to - estudiar
stuffed - relleno
stuffy - tapado; **nose** - nariz tapada
stutter, to - tartamudear
stutter - tartamudeo (m); balbuceo (m)
St. Vitus' dance - baile de San Vito (m); corea (f)
sty - orzuelo (m); perilla (f)
success - éxito (m)
successive - seguido
suck, to - chupar
sudden - de repente
suffer, to - sufrir; padecer
sugar - azúcar (m)
suicide - suicidio (m); **to commit** - suicidarse
suit - traje (m)
summer - verano (m)
sunburn - quemadura del sol (f)
sunburned - quemado del sol
sunstroke - insolación (f)

supervision - supervisión (f)
supper - cena (f)
support, to - mantener
suppository - supositorio (m)
sure - seguro; **to be sure** - estar seguro
surgeon - cirujano (m)
surgery - cirugía (f)
suceptible - susceptible
suspect, to - sospechar
suture - puntada (f)
swab (on stick) - hisopo (m)
swallow, to - tragar
swallow - trago (m)
sweat, to - sudar
sweat - sudor (m); cold sweat - sudores fríos
sweater - suéter (m)
sweep, to *(in sign of the cross, to cure, folk belief)* - barrer
sweet - dulce
sweeten, to - dulcifcar; endulzar
sweetener - dulcificante (m)
swell, to - hinchar; hincharse
swollen - hinchado
symptom - síntoma (f)
syphilis - sífilis (f); sangre mala (f, slang)
syringe - jeringa (f)
syrup - jarabe (m)

table - mesa (f)
tablespoon - cucharada (f)
tablet - tableta (f); pastilla (f)
take, to - tomar; coger
take a long time, to - demorar
take away, to - quitar
take off, to - desvestirse; **clothing** - quitarse la ropa
take out, to - sacar
talcum powder - talco (m)
tampon - tapón (m)
tape - cinta (f); **adhesive** - tela adhesiva (f); **magnetic** - cinta magnética (f)
tapeworm - solitaria (f); tenia (f)
taste, to - probar; saborear
taste - sabor; gusto (m)
tea - té (m)

teach, to - enseñar
teacher - maestra (f); profesor/a (m/f)
tear - lágrima (f); **tear duct** - conducto lagrimar (m)
teaspoon - cucharadita (f)
technitian - técnico (m)
teeth - dientes (m); **baby** - de leche; **false** - postizos;
   permament - permanentes
telephone - teléfono (m)
tell, to - decir
temperature - fiebre (f); temperatura (f)
temple (anatomy) - sien (f)
ten - diez
tepid - tibio
test, to - probar
test - examen (m)
testicle - testículo (m)
tetanus - tétano (m); mal de arco (m, slang)
thank you - gracias
that - ese; aquel
the - el; los; la; las
then - pues;
therapist - terapeuta (m, f)
there - allí; there is; **there are** - hay
therefore - por eso
thermometer - termómetro (m)
these - estos
thiamine - tiamina (f)
thick - espeso
thigh - muslo (m)
thin - delgado
thing - cosa (f)
think, to - pensar
thirst - sed (f); **to be thirsty** - tener sed
this - este; esta
thorax - tórax (m)
threadworn - tricocéfalos (f)
throat - garganta (f)
throb - latido (m); pulso (m)
thrombophlebitis - tromboflebitis (f); flebitis (f)
through - por
thumb - pulgar (m); dedo gordo (m)
Thursday - jueves (m)
thyroid - tiroide (f)

tic - tic (m); sacudida (f); tirón (m)

tick - garrapata (f)

tickle, to - hacer cosquillas

tie tubes, to - ligar las trompas

tight - apretado

tighten, to - apretar

time - hora (f); **first time** - la primera vez

timid - tímido

tingling - hormigueo (m)

tip - punta (f); **fingertip** - punta del dedo (f); yema del dedo (f)

tire, to - cansarse; fatigar

tired - cansado

tissue - tejido (m); tisú (m); **facial** - "Kleenex" [Klínex]

toast - pan tostado (m)

today - hoy

toes - dedos de los pies (m)

toilet - excusado (m); sanitario (m)

tolerate, to - tolerar

tomato - tomate (m)

tomorrow - mañana

tongue - lengua (f); **coated** - sucia

tongue depressor - abate-lengua (f); pisa-lengua (f)

tonic - tónico (m)

tonsil - angina (f); amígdala (f)

tosilitis - tonsilitis (m)

too - también; **too much** - demasiado

tooth - diente (m)

toothache - dolor de muelas (m)

toothbrush - cepillo de dienteJ (m)

toothpaste - pasta de dientes (f)

toothpick - palillo de dientes (m)

touch, to - tocar

touch - tacto (m)

tourniquet - torniquete (m)

towel - toalla (f)

toxemia - toxemia (f)

toy - juguete (m)

tranquilizer - apaciguador (m); calmante (m); tranquilizante (m)

transfer, to - transferir

transfusion - transfusión (f)

translate, to - traducir

trauma - traumatismo (m)

travel - viajar
tray - bandeja (f); charola
treat, to - antender a los enfermos; curar
treatment - tratamiento (m)
tremor - temblor (m); convulsión (f)
trip - viaje (m)
trousers - pantalones (m)
true - verdad
trunks - calzoncillos (m)
tub - bañadera (f); tina (f)
tube - tubo (m); **Fallopian tube** - tubo de Falopio; trompa de Falopio
tuberculosis - tuberculosis (f); tisis (f); **vaccine** - vacuna contra...
Tuesday - martes (m)
tumor - tumor (m)
turkey - pavo (m); guajalote (m)
turn on, to - encender; poner; prender; **off** - apagar; **on one's side** - ponerse de lado; **over** - voltearse
turpentine - trementina (f)
tweezers - pinzas (f)
twin - gemelo/a jimagua (m/f); cuate (m,f)
type - tipo (m)
type blood, to - clasificar la sangre
typhoid - tifoidea (f)
typhus - tifo; tifus (m)

ugly; bad - feo
ulcer - úlcera (f); úrzula (f, slang, Mexican)
ulna - cúbito (m)
umbilical cord - cordón (m)
uncle - tío (m)
uncomfortable - incómodo
unconscious - inconsciente
unconsciousness - pérdida de conocimiento (f)
underneath - abajo
undershirt - camiseta (f)
understand, to - comprender; entender
underwear - ropa interior (f)
undress, to - desvestirse
unguent - unguento (m); pomada
uninterested - desinteresado; desganado
United States - Estados Unidos (m)
unpleasant - desagradable
until - hasta; hasta que

unusual - raro
up - arriba
upon - al (+ infinitive)
upper - superior; de arriba
upset - inquieto; turbado
uremia - uremia (f)
urethra - uretra (f); canal (m)
urgent - urgente
urinal - orinal (m); vaso de noche (m)
urinalysis - examen de orina (m)
urinate - orina; hacer pipí (slang, juvenile); **burning urination** - ardor al orinar
urine - orina (f)
urine test - examen de orina (m); **for PKU** - prueba del pañal (f); **diabetes** - examen de orina para diabetis
urologist - urólogo (m)
use, to - usar
useful - útil
uterine prolapse - prolapso de la matriz
uvula - úvula (f)

vaccination - vacunación (f)
vaccine - vacuna (f); inmunización (f)
vagina - vagina (f)
vaginal - vaginal; **discharge** - desecho (m); secreción (f)
valley fever - fiebre del valle (f)
varicose vein - várice (f)
vasectomy - vasectomia (f)
vegetable - legumbre (f)
vein - vena (f)
venereal - venerea; **disease** - enfermedad (f); **lesion** - chancro (m); grano (m)
very - muy
vessels, lymphatic - vasos linfáticos (m)
vial - ampolla (f); frasco (m)
victim - víctima (f)
vinegar - vinagre (m)
virgin - virgen (m,f); señorita (f, slang)
virus - virus (m)
visit - visita (f); **visiting hours** - horas de visita (f)
visitor - visitante (m,f)
visual defects - defectos de la vista (m); defectos de la visión (m)
vital - vital

vitamin - vitamina (f)
volition - voluntad (f); **your own** - su propia
vomit - basca (f)
vomit, to - basquear; vomitar

waist - cintura (f)
wait (for), to - esperar
waiting room - sala de espera (f)
wake up, to - despertarse
walk, to - andar; caminar
want, to - desear; querer
ward - sala (f)
warm (temperature of water) - tibia
wart - verruga (f)
wash, to - lavar; **oneself** - lavarse
wasp - avispa (f)
watch - reloj (m)
water - agua (f)
water bag, broken - romperse la fuente (bag of waters)
weak - débil
wean, to - despechar; dejar de dar el pecho; destetar
wear, to - llevar
weariness - cansancio (m)
weary - cansado; fatigado
Wednesday - miércoles (m)
week - semana (f)
weigh, to - pesar
weight - peso (m)
well - bien
well-baby clinic - clínica para el niño sano, (f)
what - qué
wheel chair - silla de ruedas (f)
when - cuando; (question) ¿cuándo?
where - donde; ¿dónde?
which - cual; ¿cuál?
white - blanco
who - quien; ¿quién?
whooping cough - tosferina (f); coqueluche (f)
widow - viuda (f)
widower - viudo (m)
wife - mujer; esposa (f)
wine - vino (m)

winter - invierno (m)
wish - desear; querer
with - con
withdrawal - retirada (f)
without - sin
witness - testigo (m)
womb - matriz (f); útero (m)
work, to - trabajar
worm - lombriz (f)
worried - preocupado
worse - peor
worth, to be - valer
wound, to - herir
wound - herida (f)
wrist - muñeca (f)
write, to - escribir

x-rays - radiografías (f); rayos equís (m)

yawn, to - bostezar
yearly - anual
yell, to - gritar
yell - grito (m)
yellow - amarillo
yellow fever - fiebre amarilla (f)
yes - sí
yesterday - ayer
yolk - yema (f)
youth - juventud (f)

zero - cero (m)
zone - zona (f)
zip code - zona postal (f)

Spanish-English Vocabulary

abajo - underneath
abate-lengua - tongue depressor
abdomen (m) - abdomen
abeja (f) - bee
abogado (m) - lawyer
abortar - to miscarry
aborto (m) - abortion
aborto natural (m); **aborto espontáneo** (m) - miscarriage
aborto provocado (m); **aborto a proposito** - abortion
abrasión (f) - abrasion
abrigo (m) - coat
abril (m) - April
abrir - to open
absceso (m) - abscess
abstenerse - to abstain
abuela (f) - grandmother
abuelo (m) - grandfather
abujerito (m, slang) - small hole
acabar - to finish
acaro (m) - mite
accidente (m) - accident
aceite de lámparas (m) - kerosene
acequia (f) - ditch
acercarse - to approach
acidez (f) - acidity
ácido (m) - acid
ácido (m, slang) - amphetamines; "hard" drugs
ácido ascórbico - ascorbic acid
acidosis (m) - acidosis
acné (m) - acne
acompañar - to accompany
aconsejar - to advise
acordarse de ... - to remember
acostarse - to lie down; to go to bed
acostumbrar(se) - to accustom
acupuntura (f) - acupuncture
adelgazar - to lose weight
ademas - besides
adenoideo - adenoid
adhesión (f) - adhesion

adhesivo - adhesive
adicto (m) - addict
administración (f) - administration
adolescencia (f) - adolescence
adolorado - hypochondriac
adoptivo - adopted
adormecido - numb
adormecimiento (m) - numbness
adrenalina (f) - adrenaline
afectado - affected
afeitar - to shave
aflojar - to relax
afuera - outside
agarra - to grab
agitado - agitated
agosto (m) - August
agotado - exhausted
agradecido - grateful
agravar - to aggravate
agresivo - quarrelsome
agrieras (f) - heartburn
agruras (f) - heartburn
agua (f) - water
agua oxigenada (f) - hydrogen peroxide
aguja (f) - needle
agujerito - small hole
ahogar - to choke
ahogos - shortness of breath
aire (m) - air
aislamiento (m) - isolation
al (+ infinitive) - upon
al lado de - beside
alacrán (m) - scorpion
alambre de púas - barbed wire
alcanzar - to reach
alcoholico - alcoholic
alergia (f) - allergy
alfiler (m) - pin
alfrombrilla - German measles
algo - something
algodón (m) - cotton
algún; alguna - any

algunos - some
aliento feo (m) - halitosis
alimentar - to feed
aliñado - to be constipated
aliviar - to alleviate
aliviarse - to deliver (childbirth)
allí - there
almohada (f) - pillow
almorranas (f) - piles; hemorrhoids
almuerzo (m) - lunch
alta presión de sangre (f) - high blood pressure
alumbramiento (m) - childbirth
alzar - to lift
ama de casa (f) - housewife
amable - amiable
amarillo - yellow
ambos - both
amenorrea (f) - amenorrhea
amiba - amoeba
amígdala (f) - tonsil
amigo/a (m/f) - friend
amistad (f) - friendship
amoniaco (m) - ammonia
ampolla (f) - vial, blister
amputación (f) - amputation
amputado/a (m/f) - amputee
amputar - to amputate
anafilactico - anaphylactic
analgésico - analgesic
analizar - to analyze
anciano/a (m/f) - old person
andar - to walk
anemia (f) - anemia
anémico - anemic
anestesia (f) - anesthesia; **de bloque** - block; **local** - local
   total - total
anestesiólogo (m) - anesthesiologist
anestesista (m) - anesthetist
aneurisma - aneurysm
angina (f) - tonsil
angina del pecho (f) - angina pectoris
anillo (m) - ring

ano (m) - anus
ano artificial (m) - colostomy
anoche - last night
anorexia (f) - anorexia
anormal - abnormal
ansia (f) - anxiety
ansiedad (f) - anxiety
ansioso - anxious
antebrazo (m) - forearm
anteojos (m) - glasses (eye)
anteriormente - previously
antes (de ...) - before
antiácido (m) - antacid
antibiótico (m) - antibiotic
anticonceptivo - contraceptive
anticuerpo (m) - antibody
antídoto (m) - antidote
antispasmódico (m) - antispasmodic
antihistamina (f) - antihistamine
antipático - disagreeable
antojo (m) - craving
anual - yearly
añadir - to add
apaciguador (m) - tranquilizer
apagar - to turn off
aparato (m) - machine
aparato intrauterino (m) - intrauterine device
aparato ortopédico (m) - brace
apartado postal (m) - post office box
apenas - hardly
apéndice (m) - appendicitis
apetito (m) - appetite
aplicador (m) - applicator
apoyarse en - to lean on
aprender - to learn
apresurarse - to hurry
apretado - tight
apretar - to tighten
aquel - that
araña (f) - spider; capulian (f) - violin
archivo (m) - file
arena (f) - sand

ardor al orinar - burning urination
arrestar - to arrest
arriba - above; up
arroz (m) rice
arteria (f)- artery
arteria renal - renal artery
artificial - artificial
artritis - arthritis
asado - baked
asar - to bake; to roast
ascaris (m) - pinworm
asco (m) - nausea
asfixia (f) - asphyxia
así - so
asiento (m) - seat
asistencia (f) help
asistente (m) - assistant
asistir - to attend
asma (m) - asthma
aspirar - to aspirate
aspirina (f) - aspirin
asqueo (m) - nausea
astilla (f) - splinter
atacar - to attack
ataque (m) - attack
ataque cardiáco (m) - heart attack
ataque del corazón - heart attack
atención (f) (prestar atención) - **attention** (to pay attention)
    atención prenatal (f) - prenatal care
atender a los enfermos - to treat patients
atragantarse - to choke
atrasar - to cause a relapse
atraso (m) - setback
atreverse - to dare
atropina (f) - atropine
aumentar - to increase
aunque - although
ausencia de menstruación (f) - amenorrhea
auxiliar de enfermera (m, f) - nurse's aide
auxiliar de salud (m, f) - health aide
a veces - sometimes; at times
aventado - bloated
avispa (f)- wasp

axila (f) - armpit
ayuda (f) - help
ayudante (m, f) - assistant
ayudar - to help
ayunar - to fast
azúcar (m) - sugar
azul - blue

bacin (m) - basin; bedpan
baja - short (stature)
bajar - to lower
balanza (f) - scale
balde (m) - bucket
bañadera (f) - tub
bañar - to bathe
bañarse - to bathe oneself
bandeja (f) - tray; basin; bedpan
baño (m) - bath
baño de asiento (m) - sitz bath
baño de pies (m) - footbath
barba (f) - beard
barbero (m) - barber
barbilla (f) - chin
barbitúrico (m) - barbiturate
barras paralelas (f) - parallel bars
barrer - to sweep (in sign of the cross, to cure)
barriga (f, slang) - belly
barrio (m) - neighborhood
barros (m) - acne
bartolinas (f) - Bartholin's glands
basca (f) - vomit
báscula (f) - scale
basquear - to vomit
bastante - plenty
bastón (m) - cane
bata (f) - robe; bathrobe
bazo (m) - spleen
bebé (m) - baby
bebedor (m, f) - drinker
bebeleche (m, slang) - kindergarten child
beber - to drink
bebida (f) - beverage

bebido - drunken; "stoned"
belladona (f) - belladonna
bencedrina (f) - Benzedrine
benigno - benign
besar - to kiss
beso (m) - kiss
biberón (m) - baby bottle
bicarbonato (m) - bicarbonate; baking soda
bicúspido (m) - bicuspid
bien - well
bilioso - bilious
bilis (f) - bile; gall
bizco - cross-eyed
blando - bland
blanqueador (m) - bleach
blusa (f) - blouse
boca (f) - mouth
boca abajo - face down
boca arriba - face up
boca del estómago - pit of the stomach
bocadillo (m) - snack
bocadito (m) - snack
bochornus (m) - hot flashes
bocío (m) - goiter
bolas (f) - mumps
bolita (f) - lump
bolsa (f) - purse; bag
bolsa de agua caliente - hot water bottle
bolsa de aguas (f) - bag of waters
bolsa de hielo - bag of ice
bombero (m) - fireman
bonito - pretty
borracheras (f) - dizziness
borracho - drunken; "stoned"
bostezar - to yawn
botella (f) - baby bottle
botica (f) - pharmacy
brassiere (m) - brassiere
bravo - quarrelsome
brazo (m) - arm
breve - brief
broca (f) - (dentist's) drill

bromuto (m) - bromide
bronco - bronchial
bronquitis - bronchitis
brucelosis (m) - brucellosis
buche (m, slang) - goiter
bursitis - bursitis
búster (m) - booster shot

cabecera (f) - headboard
cabestrillo (m) - sling; bandage
cabeza (f) - head
cabezudo - hard-headed
cabón (a) (slang) - "high" on drugs
caca (f, slang, infantile) - stool
cachuete (m) - peanut
cadera (f) - hip
caerse - to fall down
café (m) - coffee; (color) - brown
caja de cultivo (f) - culture plate; Petri dish
caja de Petri (f) - culture plate; Petri dish
calabaza (f) - pumpkin
calambres (m) - cramps; **entuertos** (m, slang) - postpartum
calcetín (m) - sock
calcificado - calcified
calcio (m) - calcium
cálculo (m) - stone
cálculo biliar (m) - gallstones
callo (m) - callus, corn
callado - quiet, silence
callar (se) - to quiet oneself
calma (f) - calm
calmante (m) - tranquilizer, sedative
calmarse - to become calm
caloría (f) - calorie
calastro (m) - colostrum
calvicie (C) - baldness
calvo - bald
calzoncillos (m) - trunks
calzones (m) - panties
cama (f) - bed
cambiar - to change
cambio de vida (m) - menopause

camilla (f) - stretcher
camillero (m) - stretcher-bearer
caminar - to walk
camisa (f) - shirt
camiseta (f) - undershirt
camita (f) - crib
campo (m) - field
canal (m) - ear canal
cáncer (m) - cancer
canino (m) - canine or eye tooth
cansado - tired, weary
cansancio (m) - weariness
cansarse - to tire
capellán (m) - chaplain
capilar (m) - capillary
cápsula (f) - capsule
cápsula suprarrenal - adrenal
cara (f) - face
carbohidrato (m) - carbohydrate
cardíaco - cardiac
cardiólogo (m) - cardiologist
cardioscopio (m) - cardioscope
careta de oxígeno (f) - oxygen mask
cariado - decayed
caries (f) - dental caries
carne (f) - meat
carne de vaca - beef
carnicero (m) - butcher
carpintero (m) - carpenter
cartera (f) - bag of ice
cartero (m) - mail carrier
casa (f) - house
casa de correos (f) - post office
casado - married
casarse con - to marry
cáscara (f) - peel, shell
caspa (f) - dandruff
catarata (f) - cataract
catarro (m) - cold (health)
cáteter (m) - catheter
católico - Catholic
causa (f) - cause

ceceo (m) - lisp
ceguera (f) - blindness
cejas (f) - eyebrows
células sanguíneas (m) - blood cells
cena (f) - supper; dinner
Centro de Planificación; centro de la familia - Planned Parenthood
  Center
centro infantil (m) - daycare center
cepillarse - to brush
cepillo (m) - brush
cepillo de dientes (m) - toothbrush
cerdo - pork
cereales (m) - grain; cereals
cerebro (m) - brain
cerilla (f) - ear wax
cero (m) - zero
cerrar - to close
certificado de nacimiento (m) - birth certificate
cerumen (m) - ear wax
cerviz (f) - cervix
champiñón (m) - mushroom
chanza (f, slang) - mumps
chaqueta (f) - cap (dental); jacket
charola (f) - tray
chequear (slang) - to check (something)
chico - small
china (f, slang) - chicken pox
chinaloa (f) - opium
chinche (f) - bedbug
chiple - spoiled (child)
chófer (m) - driver
choque (m) - shock
chupar - to suck
chupete (m); **chupón** (m) - pacifier
cianosis (f) - cyanosis
cicatriz (f) - scar
ciego - blind
cinta (f) - tape
cinta magnética (f) - magnetic tape
cintura (f) - waist
cinturón (m) - belt
circuncisión - circumcision

cirrosis hepática (f) - cirrhosis of the liver
ciruela (f) - plum
cirugía (f) - slurgery
cirugía plástica - plastic surgery
cirujano (m) - surgeon
cistitis (f) - cystitis
cita (f) - appointment
ciudadano (m) - citizen
claro - clear
claro que sí - of course
clasificar la sangre - to type blood
clavícula (f) - clavicle
clínica (f) - clinic
clínica para el niño sano (f) - well-baby clinic
clítoris (m) - clitoris
coágulo (m) - clot
cocaína (f) - cocaine
cocido (m) - stew
cocinero/a (m/f) - chef
codeína (f) - codeine
codo (m) - elbow
cojín eléctrico (m) - electric pad
cojo - lame
cola (f) - line (of persons)
colapso (m) - collapse
cholesterol (m) - cholesterol
colgar - to dangle
cólico (m) - colic
colorado - flushed ; (color) - red
colostomía (f) - colostomy
columna vertebral (f) - spine
comadrona (f) - untrained midwife
comenzar - to begin
comer - to eat
comerciante (m) - businessman
comezón (f) - itch
comida (f) - meal
como - how; like; as
cómodo - comfortable
compensación - compensation; **caso de** - case of
comprar - to buy
comprender - to understand

compresa (f) - compress
con - with
concebir - to conceive
condensado/a - condensed
condón (m) - condom
conducir - to lead
conducto lagrimar (m) - tear duct
conductor (m) - driver
conejo/a (m/f) - rabbit
confundido - baffled
congelado (m) - frostbite
congénito - congenital
conjuntiva (f) - conjunctiva
conocer - to know (be acquainted with)
con permiso - excuse me
con regularidad - regularly
consentir - to consent
conserje (m) -janitor
contagioso - contagious
contaminado - contaminated
contra - against
contracción(es) (f) - contraction(s)
control de la natalidad (m) - birth control
contusión (f) - contusion
convalecer - to convalesce
convalesciente (m, f) - convalescent
convulsión (f) - convulsion
coordinación motriz (f) - motor coordination
corazón (m) - heart
cordero (m) - lamb
cordón umbílical (m) - umbilical cord
corea (f) - St. Vitus' Dance
corona (f) - crown (tooth)
coronaria - coronary
corral (m) - play pen
corregir - to correct; to have a bowel movement
correr - to run
corte de un miembro - amputation
cortés - courteous
cortisona (f) - cortisone
cosa (f) - thing
cosecha (f) - harvest

cosechar - to harvest
costado (m) - side (anatomy)
costilla (f) - rib
costurera (f) - dressmaker
coyuntura (f) -joints
crecer - to grow
crecimiento (m) - growth
creer - to believe
crema (f) - cream
criatura (f) - baby
crónico - chronic
Cruz Azul (f) - Blue Cross
cuadro (m) - chart
cual - which
cuando - when
¿cuánto? - how much
cuarto (m) - room; quart; quarter
cúbito (m) - ulna
cubo (m) - bucket
cucharada (f) - tablespoon
cucharadita (f) - teaspoon(ful)
cuchilla (f) - razor blade
cuello (m) - neck
cuello de la matriz (m) - cervix
cuello uterino (m) - cervix
cuenta (f) - bill
cuento (m) - floor; story
cuerda (f) - string; cord
cuete (slang) - drunken; "stoned"
cuidado intensivo - intensive care
culebrilla (f) - ringworm
cultivar - to culture
cuneta (f) - ditch
cuñada (f) - sister-in-law
cuñado (m) - brother-in-law
cuota (f) - quota
cura (m) - priest
curandero/a (m/f) - healer
curar - to treat
curarse - to recover
curita (f) - Bandaid
cursera (f, slang) - diarrhea with mucus

cutáneo - cutaneous

dactilogía - sign language
dar - to give
dar de alta - to discharge
dar de comer - to feed
dar de mamar - to breast feed
dar el pecho - to breast feed
dar a luz - birth; to give birth to
dar un golpe - to knock
darse cuenta de - to realize
de - of
deber - to owe
débil - weak
decaído - dejected; depressed
decidir - to decide
decir - to say; to tell
dedo de la mano (m) - finger
dedo del pie (m) - toe
dedo gordo - thumb
defecto (m) - defect
defectos de la visión - visual defects
defectos de la vista - visual defects
defectos de nacimiento - birth defects
defibrilador (m) - defibrillator
deformidad (f) - deformity
dejar - to let; to leave (in position)
dejar de dar el pecho - to wean
delgado - thin
delirando - delirious
delirante - delirious
demasiado - too much
demencia (f) - insanity
demorar - to delay; to take a long time
dental - dental
dentina (f) - dental pulp; dentine
dentista (m, f) - dentist
dentro de - in
de nuevo - again
departamento de salúd (m) - health department
dependiente (m) - clerk
depilatorio (m) - depilatory

depresión (f) - depression
deprimido - depressed
derecho (m) - right (direction and legal)
de repente - sudden
dermatólogo (m) - dermatologist
desagradable - disagreeable; unpleasant
desanimado - dejected; depressed
desarollar - to develop
desayuno (m) - breakfast
descansar (se) - to rest
descartable - disposable
descremado - low-fat
descremar - to skim
desde - since
desde luego - of course
desear - to wish, to want (to)
desecho (m) - flow
desganado - uninterested
desgano, (m) - lack of appetite
desgrasado - low-fat
deshidración (f) - dehydration
desinfectante (m) - disinfectant
desinteresado - uninterested
desnutrición (f) - malnutrition
desorientado - confused
despechar - to wean
despertar (se) - to awaken
desplazado - slipped
desprendimiento de la rétina (m) - detached retina
después (de) - after
después de tubería (m) - drain cleaner
destetar - to wean
destripado (slang) - hernia
desvestirse - undress, to take off clothing
detoxificación (f) - detoxification
de turno - on duty
detrás de - behind
devolver - to return (something)
diabetes (m) - diabetes
diafragma (m) - diaphragm
diagnóstico (m) - diagnosis
diapasón (m) - tuning fork

diariamente - daily

diario - daily

diarrhea (f) - diarrhea

diche (slang) - ditch

diciembre - Decembre

diente (m) - tooth

dientes (m) - teeth; **de leche** - baby; **postizos** - false; permanent

dientes podridos (m) - cavities

dientes postizos (m) - bridgework (dental); denture

dieta (f) - diet; **sin especias** - bland; **para diabéticos** - diabetic; **líquida** - liquid; **de menos calorías** - low-calorie; **de poca grasa** - low-fat; **con poca sal** - low-salt; **sin sal** - salt-free

dietético (m) - dietician

dietista (f) - dietician

diez - ten

difteria (f) - diphtheria

difunto/a (m/f) - dead person

digestión (f) - digestion

dilatación (f) - dilation

diligente - hard-working

dinero (m) - money

dirección (f) - address

disco (m) - disc

dismenorrea (f) - dysmenorrhea

disolvente de pintura (m) - paint thinner

disponible - disposable

dispositivo intrauterino (m) - intrauterine device

distrofía muscular (f) - muscular dystrophy

diurético (f) - diuretic

doblar - to bend; to flex

doctora (m, f) - physician

doler - to hurt

dolor (m) - hurt; ache; **ligero** - slight; **moderado** - moderate; **mucho** - very much

    dolor de cabeza (m) - headache; **jaqueca** (f) - migraine

    dolor de muelas - toothache

    dolor de oído (m) - earache

    dolores de parto - labor pains

donde - where

dormir - to sleep

dormirse - to fall asleep

dosis (f) - dose

droga (f) - drug

drogadicto (m) - drug addict
ducha (f) - douche
dudar - to doubt
dulce - sweet
dulces - candy
dulcificante (m) - sweetener
dulcificar - to sweeten
duodeno (m) - duodenum
durante - during
durar - to last
dureza - lump
duro - hard

echar sangre - to bleed
ectópico - ectopic
eczema (f) - eczema
edad (f) - age
edema (f) - edema
educación (f) - education
educador de salud - health educator
ejercicio (m) - exercise
el - the
él - he
elástico - elastic
electricista (m) - electrician
electrocardiógrafo - electrocardiograph
electrocardiograma (m) - electrocardiogram
electroencefalógrafo (m) - electroencephalograph
electroencefalograma (m) - electroencephalogram
electromiógrafo (m) - electromyograph
eliminar - to eliminate
embarazo (m) - pregnancy; **abdominal** - abdominal; **extrauterino** -
    extrauterine; **tubal** - tubal
embolio (m) - embolism
embotado - dull
embriagado - drunken; "stoned"
embrión (m) - embryo
embrujado - bewitched
emergencia (f) - emergency
emético (m) - emetic
empezar - to begin
empleado del gobierno (m) - civil service
empleo (m) -job

empujar - to push
en - in; on; upon
encamado - bedridden patient
encender - to turn on
encías (f) - gums
encima - above
encontar - to find
endocrino (m) - endocrine
endulzar - to sweeten
enema (f) - enema
enero (m) - January
en estado - pregnant
enfadarse - to get angry
enfermedad (f) - illness; disease
enferma de salud pública - public health nurse
enfermera - nurse
enfermo - ill
enfisema (f) - emphysema
enojado - angry
enjuagar - to rinse
enojarse - to get angry
ensalada (f) - salad
enseñar - to teach
entablillar - to splint
entender - to understand
entorpecido - numb
entrada (f) - entrance
entrar - to enter
entumecimiento (m) - numbness
envenenado - poisoned
en vez de - instead (of)
enviar - to send
epidídimo (m) - epididymis
epilepsia (f) - epilepsy
episiotomía (f) - episiotomy
equilibrio (m) - balance
erisipela (f) - erysipelas
eritema (f) - erythema
eructar - to belch
erupción (f) - rash
escalera (f) - stair
escalofríos (m) - chills

escara (f) - eschar
esclerosis múltiple (f) - multiple sclerosis
esclerótica (f) - sclera
esconder(se) - to hide
escribir - to write
escribir una receta - to write a prescription
escroto (m) - scrotum
escuchar - to listen to
Escudo Azul (m) - Blue Shield
escupir - to spit
ese - that
esfigmotonómetro (m) - sphygmomanometer
esfuerzo (m) - effort
esmalte (m) - enamel
esófago (m) - esophagus
espalda (f) - back
espasmo (m) - spasm
especial - special
especialista (m, f) - specialist
espéculo (m) - speculum
espejo (m) - mirror
espejuelos (m) - glasses (eye)
esperar - to wait (for)
esperma (m) - sperm
espermicida (f) - spermicide
espeso - thick
espinaca (f) spinach
espiniento (slang, Mexican) - pimpled
espinilla (f) - shin
espina (f); **espinazo** (slang) - spine
espiral - spiral (I.U.D.)
espiritista (f) - spititualist
esponja (f) - sponge
esposa (f) - wife
espuma (f) - foam
esquizofrénico - schizophrenic
ésta (f) - this
estado (m) - state
Estados Unidos - United States
estampilla de comida - food stamp
estar - to be
estar adolorido - to be in pain

estar crudo (slang) - to have a hangover
estar de pie - to stand up, to stop
estar embarazada - to be pregnant
estar esperando - to be pregnant
estar estreñido - to be constipated
estar gorda de ... - to be pregnant
estar listo/a (m/f) - to be ready
estar mala de la luna (slang, Mexican) - to menstruate
estar sin moverse - immobility
estar tranquilo/a - (m/f) - to be quiet
este (m) - this
estéril - sterile
esterilidad (f) - sterility
esterilazado - sterilized
esterilizador (m) - sterilizer
esternón (m) - breastbone
estetoscopio - stethoscope
estómago (m) - stomach
estornudar - sneeze
estos - these
estreñimiento (m) - constipation
estreptococo (m) - strep
estricto - strict
estrógeno (m) - estrogen
estudiante (m, f) - student
estudiar - to study
éter (m) - ether
etiqueta (f) - label
evaporada - evaporated
evitar - to prevent
examen (m) - test
examen de conejo - rabbit test
examen de orina - urine test
examen físico (m) - physical examination
examen de sangre - blood test
examinar - to examine
exceso - excessive
excremento (m) - stool
excusado (m) - toilet
éxito (m) - success
experto - expert
expresión (f) - expression

externo - external
extraer - to extract
extremidad (m) - limb
exudado (m) - exudate
eyacular - to ejaculate

factor Rh - Rh factor
factor Rhesus - Rh factor
faja (f) - girdle
fajero (m, Mexican) - belly band (for baby)
falda (f) - skirt
fallo cardíaco (m) - cardiac arrest
falta (f) - fault
falta de regla (f) - amenorrhea
familia (f) - family
faringe (m) - pharynx
farmacia (f) - pharmacy
farmacéutico/a (m/f) - pharmacist
fatiga (f) - fatigue
fatigado - weary
fatigar - to tire
febrero (m) - February
fecha (f) - date
fecundación (f) - fertilization
feliz - happy
feo - ugly, bad
feto (m) - fetus
fibroídeo - fibroid
fibroma (m) - fibroid tumor
fibrosis quística (f) - cystic fibrosis
fiebre (f) - temperature
fiebre amarilla (f) - yellow fever
fiebre calentura (Mexican) - fever
fiebre de heno (f) - hay fever
fiebre del valle (f) - valley fever
fiebre de Malta - brucellosis
fiebre escarlatina (f) - scarlet fever
fiebre ondulante - brucellosis
fiebre reumática (f) - rheumatic fever
fil (slang, Mexican) - field
fila (f) - line (of persons)
fide (m, slang) - field

firma (f) - signature
firmar - to sign (with pen)
fisioterapia - physiotherapy
fístula (f) - fistula
flato (m) - gas; flatus
flebitis (f) - phlebitis
flema (f) - phlegm
flujo (m) - flow
fogajes (m) - hot flashes
fontanero (m) - plumber
fórmula (f) - formula
forzar - to strain
fosa nasal (f) - nostril
fósforo (m) - phosphorus
fracaso (m) - abortion
fractura (f) - fracture, break
frasada (f) - blanket
frasco (m) - vial
frecuencia (f) - frequency
frecuente - frequent
frente (f) - front, forehead
fresa (f) - (dentist's) drill
frío (m) - cold (temperature)
frotar - to rub
fuerte - strong
fumar - to smoke
fumado - drunken; "stoned"
funcionar - to function

gabinete (m) - cabinet
gafas (f) - glasses (eye)
ganar - to earn; to gain
gancho (m) - hanger
gangrena (f) - gangrene
gargajo (m) - phlegm
garganta (f) - throat
gargarizar - to gargle
garrapata (f) - tick
gas (m) - gas
gasa (f) - gauze
gasolina (f) - gasoline
gastar - to spend

gatear - to crawl
gemelo/a (m/f) - twin
genitales (m) - genitals
gente (f) - people
ginecólogo (m) - gynecologist
glande (m) - glans
glándula (f) - gland
gládulas adrenales (f) - adrenal glands
glóbulos (m) - cells; fojos - red; blancos - white
glucosa (f) - glucose
golpe (m) - blow
goma (f) - rubber
gonorrea (f) - gonorrhea
gordo - obese; fat
gordura (f) - obesity
gota (f) - gout
goteador (m, Mexican) - medicine dropper
gotear - to leak
gotero (m) - dropper
gracias - thanks; thank you
gramo (m, slang, Mexican) - packet of heroin
granero (m) - barn
granjero (m) - farmer
grano (m) - pimple; sore
granos (m) - acne
granulado - granulated
gránulos (m) - granules
grasa (f) - fat
grasa en las venas - cholesterol
gratis - free (no payment)
grieta (f) - fissure
grietas en el paladar - cleft palate
gritar - to scream; to yell; to shout
grito (m) - yell
grupo sanguíneo (m) - blood type
guante (m) - gloves
guantes de caucho - rubber gloves
guantes de goma (m) - rubber gloves
guantes de hule - rubber gloves
guardar - to store
guardería infantil (m) - day-care center
guisado - stew

hablar - to speak
habla (m) - speech
hacer - to do
hacer(se) a la glufa (Mexican) - to sniff glue
hacer cosquillas - to tickle
hacerse - to become [something] (involuntary)
hacer una pregunta - to ask a question
halucinación (f) - hallucination
hambre - hunger
hamburguesa (f) - hamburger
hasta, hasta que - until
hay - there is, there are
hecho (m) - fact
helado (m) - ice cream
hemorroide (f) - hemorrhoid
hepatitis (f) - hepatitis
herbicidas (f) - herbicides
herida (f) - wound
herir - to wound
hermana (f) - sister
hermano (m) - brother
hermoso - beautiful
hernia (f) - hernia
heroína - heroin
hervir - to boil
hervor (m) - heartburn
hialino - hyaline
hidrocele (f) - hydrocele
hidrofobia (f) - rabies
hiedra venenosa (f) - poison ivy
hiel (f) - bile; gall
hielo - ice
hierro (m) - iron
hígado (m) - liver
hija (f) - daughter
hijo (m) - son
hilo (m) - thread; dental - floss
himen (m) - hymen
hinchado - swollen
hinchar; hincharse - to swell
hipertensión (f) - hypertension

hipo (m) - hiccup
hisopo (m) - swab (on stick)
histerectomía (f) - hysterectomy
histeria (f) - hysteria
hogar (m) - home
hoja (f) - blade
hombre (m) - man
hombre de negocios (m) - businessman
hombro (m) - shoulder
homosexual - homosexual
hongo (m) - mushroom, fungus
hora (f) - time, appointment
horas de visita (f) - visiting hours
hormigueo (m) - tingling
hormona (f) - hormone
hospital (m) - hospital
hoy - today
hueso (m) - bone
hule (m, slang) - condom
húmedo - humid
humano - human; **ser hermano** - human being
humo (m) - smoke

ictericia (f) - jaundice
igual (m) - equal
imaginario - imaginary
impaciente - impatient
impedir - to hinder
imperdible (m) - pin, safety
implante - implant
impresor/a (m/f) - printer
inabsorbible de la dieta - roughage
incapacidad (f) - disability
incisión (f) incision
incisivo (m) - incisor
incómodo - uncomfortable
inconsciente - unconscious
incubadora (f) - incubator
infección (f) - infection
infección de la vejiga - cystitis
infección estreptocócica - streptococcal infection
inferior - lower (position)

ingeniero (m) - engineer
ingle (f) - groin
inglés - English
injerto (m) - graft
inmaduro - immature
inmóvil - immobile
inmunización (f) - immunization, vaccine
inoculación (f) - inoculation
inquieto - upset
insecticide (f) - insecticide
insecto (m) - insect
insertar - insert
insolación (f) - insolation; sunstroke
insolado - insolated
insomnia (m) - insomnia
instrumento (m) - instrument
instrumento para escuchar el corazón y los pulmones - stethoscope
insuficiencia cardíaca (f) - heart failure
internar - hospitalization (mental)
inteligencia (f) - intelligence
inteligente - intelligent
intensivo - intensive
interior - inner
interno - internal
intestino (m) - intestines
intoxicante - intoxicant
intrauterino - intrauterine
intravenoso - intravenous
introducir - to insert; to put in
invierno (m) - winter
inyección (f) - injection
inyección secundaria (f) - booster shot
inyectar - to inject
ir - to go
irreducible - irreducible
iris (m) - iris (eye)
irritable - irritable
irse - to go away
izquierdo - left

jabón (m) - soap
jalea (f) - jelly

jaqueca (f) - migraine
jarabe (m) - syrup
jardín (f) - garden
jarra (f) - pitcher
jefe/a (m/f) - chief
jeringa (f) - syringe
jorobado; joronche (slang) - hunchback
juanete (m) - bunion
judío/a (m/f) - Jewish
jueves (m) - Thursday
jugar - to play
jugo (m) - juice
jugo gástrico - gastric juice
jugo pancreático (m) - pancreatic juice
juguete (m) - toy
julio (m) - July
junio (m) - June
juventud (f) - youth

kerosena (f) - kerosene

la, las, los - the
labio (m) - lip
labio leporino (m) - harelip
laboratorio (m) - laboratory
ladilla (f) - crab louse
lado (m) - side (anatomy)
lágrima (f) - tear
lamentar - to mourn
lápiz (m) - pencil
largo - long
laringe - larynx
laringitis (f) - laryngitis
látisma (f) - pity
latismar - to injure
latido (m) - heartbeat, throb, hunger pang
lavado vaginal (m) - douche
lavar - to wash
lavarse - to wash oneself
lavativa (f) - enema
laxante (m) - laxative
lazo (m) - loop

leche - milk; **descremada** - skimmed milk; **en polvo** - powdered
leche de magnesia (f) - milk of magnesia
lechuga (f) - lettuce
leer - to read
legumbre (f) - vegetable
lejía (f) - lye
lejos - away (far)
lengua (f) - tongue; **sucia** - coated
lenguaje (m) - speech; **defecto** - defect; **tardío** - delayed
lentamente - slowly
lentes (m) - glasses (eye)
lento - slow
lepra (f) - leprosy
leucemia (f) - leukemia
levantar - to raise
levantarse - to get up, to stand up
ley (f) - law
libra (f) - pound
libro (m) - book
liendra (f) - nit
ligar las trompas - to "tie" tubes
limón (m) - lemon
limpiador de cañería (m) - drain cleaner
limpiar - to clean
limpio - clean
lindo - beautiful
linimento (m) - liniment
líquido (m) - liquid
líquido en el escroto (m) - hydrocele
listo - ready
llamada (f) - call
llamar - to call
llamarse - named
llegar - to arrive
llenar - to fill
llenura (f) - fullness
llevar - to carry; to wear
llevar luto - to mourn
llorar - to cry
loco - insane
lombriz (f) - worm
LSD droga alucinante - LSD

lubricante - lubricant
lucidez (f) - sanity
lumbre (f) - fire
lunes (m) - Monday
luna (f) - moon; (slang) - menstruation
lunar (m) - mole

madrastra (f) - stepmother
madre (f) - mother
madre primeriza (f) - first-time mother
madurez (f) - maturity
maestra (f) - teacher
magulladura (f) - bruise
mal - badly; illness
mal de arco (m, slang) - tetanus
mal baile/de San Vito (m) - St. Vitus' dance
mal caduco (m, slang) - epilepsy
mal de minero (m, slang) - hookworm disease
mal de San Juan (m, slang) - epilepsy
mal del perro (m) - rabies
malestar (m) - malaise
malestares de la mañana (m) - morning sickness
malformación - malformation
maligno - malignant
malo - sick; ill; bad
maloclusión (f) - malocclusion
malparto - abortion
maltratar - to mistreat
mamadera (f) - baby bottle
mamar - to nurse
mamón (m) - pacifier
mañana (f) - tomorrow; morning
mancha (f) - stain; spot
manchas de sangre (f) - spotting (blood)
manco (m) - one-armed
mandar - to send
mandíbula (f) - jaw
manejar - to handle
manga (f) - sleeve
maniático (m) - maniac
manicomio (m) - mental hospital
mano (f) - hand

manta (f) - blanket
manteca (f) - lard
mantecado (m) - ice cream
mantener - to maintain; to support
mantequilla (f) - butter
maquillaje - makeup
máquina de afeitar - razor
marca (f) - mark
marcopaso (m); **marcador de ritmo** (m) - pacemaker
marcharse - to go away
mareado - dizzy
**marearse - ** to become dizzy
mareos (m) - dizziness
marido (m) - husband
marijuana (f) - marijuana
martes (m) - Tuesday
martillo de reflejos (m) - hammer (reflex)
marzo (m) - March
masaje (m) - massage
mascar - to chew
máscara (f) - mask
máscara de polvo - dust mask
mastectomía (f) - mastectomy
masticar - to chew
mastitis (m) - mastitis
masturbarse - to masturbate
matar - to kill
matayerbas (f) - herbicides
matriz (f) - womb
mayo (m) - May
mayor - major
media (f) - stocking
medianoche (f) - midnight
medicamento (m); **medicación** (f) - medication
medicinar; dar medicina - medicate
médico (m, f) - physician
medida (f) - measure
**medir - ** to measure
médula espinal (f) - bone marrow
mejilla (f) - cheek
**mejor - ** best; better
mejorar - to recuperate

mejorarse - to get better
memoria (f) - memory
menopausia (f) - menopause
menor - minor
menos - less
menstrual - menstrual
mensual (f) - menstrual period
mensualmente - monthly
mental - mental
mente (f) - mind
mentir - to lie
mentón (m) - chin
(a) menudo - often
merienda (f) - snack
mertiolato (m) - Merthiolate
mesa (f) - table
metadona (f) - methadone
meter - to insert
método del ritmo (m) - rhythm method
mi, mis - my
microscopio (m) - microscopc
miedo (m) - fright
miembro (m, slang) - penis
miércoles (m) - Wednesday
migraña (f) - migraine
migrante (m, f) - migrant
mineral - mineral
minuto (m) - minute
mirar - to look at
mismo - same
moco (m) - mucus
moderado - moderate
molestar - to bother
mollera (f) - fontanel
mononucleosis infecciosa (f) - mononucleosis
morder - to bite
mordida (f) - bite
moreno - brown
moretón (m) - bruise
morfina (f) - morphine
morfinómano - addict
morir - to die

mosca (f) - fly
mosquito (m) - mosquito
mostrar - to show
mota (f, slang, Mexican) - marjiuana
mover - to move
moyote (m) - mosquito
mucosidad (f) - mucus
mucho - much
mudo - mute
muela (f) - molar
muerto - dead
muestra (f) - sample
mujer (f) - wife
muleta (f) - crutch
muñeca (f) - doll; wrist
murmullo de corazón (m) - heart murmur
músculo cardíaco (m) - cardiac muscle
muslo (m) - thigh
muy - very

nacer - to be born
nacido - born
nacido muerto (m) - stillborn
nacionalidad (f) - nationality
nada - nothing
nalga (f) - buttock
(de) nalgas - breech presentation
naranja (f) - orange
naranjo - orange (color)
narcótico (m) - narcotic
narcotraficante - drug-seller
nariz (f) - nose
nariz tapada - stuffy nose
natural - natural
necesitar - to need
negativo - negative
negro - black
nene/a (m/f) - baby; small child
nervio (m) - nerve
nervioso - nervous
neumólogo (m, f) - lung specialist
neuralgia (f) - neuralgia

neurocirujano (m) - neurosurgeon
neurólogo (m) - neurologist
neurótico (m) - neurotic
niacina (f) - niacin
nieve (f) - snow, ice cream; (slang) cocaine
nieta (f) - granddaughter
nieto (m) - grandson
niña del ojo (f, slang) - iris (eye)
niño/a (m/f) - child; boy/girl
no - no
nombre (m) - name
norsa - nurse; **de salud pública** - public health nurse;
    norsa de piso - ward nurse
notar - to notice
notas (f) - notes
noviembre (m) - Novemeber
novio/a (m/f) - fiance(e)
nuca (f) - nape
nuera (f) - daughter-in-law
nuestra (f) - specimen
nuestro - our
número (m) - number
nutrir - to nurture

obeso - obse, fat
obesidad - obesity
objeto extraño (m) - foreign body
obrar - to defecate
obrero (m) - laborer
obestra (m,f) - obstetrician
obstrucción (f) - block
ocasión (f) - occasion
oclusión (f) - occlusion
octubre (m) - October
oculista (m) - oculist
ocupación (f) - occupation
oficina (f) - office
oficina de admisión (f) - admitting office
oftalmólogo (m) - ophthalmologist
oído - (inner) ear
oír - to hear
¡ojalá! - God grant
ojo (m) - eye

ojos capotudos (slang) - bulging eyes
oler - to smell
olor (m) - smell
olvidar - to forget
ombligo (m) - navel
opaco - opaque
operación cesaria (f) - cesarean section
opio (m) - opium
óptica - optic; optician
optómetra (m); **optometrista** (m) - optometrist
oral - oral
orden (m) - order
oreja (f) - outer ear
órgano (m) - organ
órgano vital (m) - viral organ
orgasmo (m) - orgasm
orgulloso - proud
orina (f) - urine
orinal (m) - urinal
orinar - to urinate; **ardor al orinar** - burning urination
oro (m) - gold
ortodoncia (f) - orthodontia
ortopedista (m, f) - orthopedist
orzuelo (m) - sty
oscuro - dark
osteopata (m) - osteopedist
otitis (m) - otitis
otoño (m) - fall
otoscopio (m) - otoscope
otro/a (m/f) - other; another
otra vez - again
ovario (m) - ovary
ovulación (f) - ovulation
óvulo (m) - ovum
oxurios - pinworm

paciencia (f) - patience
paciente (m, f) - patient
padecimiento (m) - illness
padrastro (m) - stepfather
padre (m) - father
pagar - to pay

pago (m) - payment
paladar (m) - palate
paladar hendido (m) - harelip
palidez (f) - paleness
pálido - pale
palillo de dientes (m) - toothpick
palma (f) - palm (hand)
palpar - to palpate
palpitación (f) - palpitations
paludismo (m) - malaria
pan (m) - bread
panadero (m) - baker
pañal (m) - diaper
páncreas (m) - pancreas
paño (m) - skin discolortion
paños (m) - chloasma (mask of pregnancy)
pantaletas (f) - pants
pantalones (m) - trousers
pantimedias (f) - panty hose
pantis (f. slang) - panties
pan tostado (m) - toast
pantorilla (f) - calf (of leg)
pantufla (f) - slipper
panza (f, slang) - belly
panzonzota (f, slang, Mexican) - pregnant (enormously)
Papá (m) - Dad
papel (m) - paper
paperas - mumps
para - for; in order to
paragórico (m) - paregoric
parálisis (f) - paralysis
parálisis cerebral - cerebral palsy
parálisis infantil - poliomyelitis
paramédico (m) - paramedic
parar - to arrest; to stop
parásito (m) - parasite
parcial - partial
pardo - brown
pariente (m, f) - relative
período (m) - period (menstrual)
parir - to deliver; to give birth
parotida (f) - parotid

párpado (m) - eyelid
partera (f) - midwife
partes privadas (f) - genitals
partidura (f) - fissure
(a) patir de ahora - from now on
parto (m) - childbirth
parto natural (m) - natural childbirth
pasado (m) - past
pasar - to occur; to pass
pasar tiempo - to spend time
pasillo (m) - corridor
paso (m) - step
pasta de dientes (f) - toothpaste
pastel (m) - pie
pastilla (f) - pill
pastillas para dormir - sleeping pills
patizambo (m) - clubfoot
patólogo (m) - pathologist
pavo (m) - turkey
peca (f) - freckle
pecho (m) - chest
pechos (m) - breasts
pedazo (m) - piece
pediatra (m, f) - pediatrician
pedir - to ask for
pedo (m) - gas
peinar(se) - to comb (one's own hair)
pelar - to peel
peleonero - quarrelsome
peligro (m) - danger
peligroso - dangerous
pelo (m) - hair
pelón - bald; baldness
peluquero/a (m/f) - hairdresser
pelvis (f) - pelvis
pena - (f) - pity
pene (m) - penis
penetrar - to penetrate
penicilina (f) - penicillin
pensar - to think
peor - worse
pequeño - small

pera (f) - pear
percha (f) - hanger
perchero (m) - hanger
perder - to lose
pérdida (f) - loss
pérdida de conocimiento - unconsciousness
perdón - excuse me
perezoso - lazy
perilla (f) - sty
perineo (m) - perineum
periódico (m) - newspaper
período (m) - menses
período de incubación (m) - incubation period
peritoneo (m) - peritoneum
peritonitis (f) - peritonitis
permiso (m) - permission
permitir - to permit
pero - but
persecución (f) - persecution
persona - (m, f) - person
pesa (f) - scale
pesadilla - (f) - nightmare
pesar - to weigh
pesario (m) - pessary
pescuezo (m, slang) - neck
peso (m) - weight
pestaña - (f) - eyelash
peste (f) - plague
peste bubónica - (f) - bubonic plague
pesticida - (f) - pesticide
peyote (m) - peyote
pezón (m) - nipple
picante - spicy
picar - to itch; to sting, to prick
picazón (m) - itch
pie; pies (m) - foot; feet
pie de atleta - athlete's foot
pie plano (m) - flat foot
piedra - (f) - stone
piedra biliar (f) - gallstone
piel amarilla (f) - jaundice
piel azulada (f) - cyanosis

piernas (f) - legs
pijamas (f) - pajamas
píldora (f) - pill
piloto (m) - pilot
pimienta - (f) - pepper
pimiento (m) - bell peppet
pinta (f) - pint
pintor (m) - painter
pinzas (f) - forceps; pliers; tweezers
piojo (m) - lice, nits
piorrea (f) - pyorrhea
pisa-lengua (f) - tongue depressor
piso (m) - floor
pizcar - to harvest
placa (f) - dental plate; **superior** - upper; **inferior** - lower
pleasure (m) - pleasure
placenta (f) - placenta
planilla de admisión (f) - admission sheet
planta baja (f) - ground floor
plástico - plastic
plata (f) - silver
plátanos - bananas
pleuresía (f) - pleurisy
plomero (m) - plumber
pluma - (f) - pen
pobre - poor
pocas veces - seldom
poco a poco - gradually
poder (m) - power
poder - to be able
podiatra (m) - podiatrist
podo (m, slang, Mexican) - marijuana
podrido - rotten; putrid; decayed
policía (m) - police
polio (f); poliomyelitis - poliomyelitis
polipo (m) - polyp
póliza (f) - policy
póliza de seguro - insurance
pomada (f) - pomade, urguent
poner - to put; to turn on
ponerse - to put on; to become
ponerse de lado - to turn on one's side

por - through; for; in order to
por ciento - perecnt
por eso - therefore
por favor - please
por la boca - oral
por supuesto - of course
porción fibrosa - roughage
porque - because
portarse - to behave; **bien** - well; **mal** - badly; **raro** - strangely
portátil - portable
pos - then (slang)
posición (f) - position
posponer - to postpone
postemilla (f) - canker sore
postilla (f) - scab
postoperative - postoperative
práctica (f) - practice
practicar - to practice
preferido - preferred
preferir - to prefer
pregunta (f) - question
preguntar - to question
prematuro - premature
premolar (f) - bicuspid
preñada - pregnant (negative connotation)
prender - to turn on
prendido - "hooked" on drugs
preocupado - worried
preparar - to prepare
presentar - to present
presentarse - to occur
presión (f) - pressure
prestar atención a - to pay attention to (someone)
prevención (f) - prevention
primavera (f) - spring (season)
primera vez, la - first time
primero - first
principal - main
privado - private
probar - to test, to taste
problema (m) - problem
procedimiento (m) - procedure

profesor/a (m/f) - teacher
prognóstico (m) - prognosis
programa (m) - program
prolapso de la matriz (m) - uterine prolapse
prolongado - prolonged
promesa (f) - promise
prometer - to promise
pronto - quickly, soon
próstata (f) - prostate
proteger - to protect
proteína (f) - protein
prótesis (f) - prosthesis
prueba de cáncer cervical (f) - Pap smear
prueba del pañal - test for PKU
psicólogo/a (m/f) - psychologist
psicosis (m) - psychosis
psicosomático - psychosomatic
psiquiatra (m,f) - psychiatrist
puente (m) - bridge; dental bridge
puerta (f) - door
pues - then
pujar - to grunt; to push
pulga (f) - flea
pulgar (m) - thumb
pulmón (m) - lung
pulmón de acero (m) - iron lung
polmonar - pulmonary; **lesión pulmonar** - pulmonary lesion;
    embolia pulmonar - pulmonary embolism
pulmonía (f) - pneumonia; **doble** - double
pulsera (f) - bracelet
pulso (m) - pulse; throb
puño (m) - fist
punta (f) - tip
punta del dedo - fingertip
puntada (f) - suture
punto (m) - spot
puntos (m) - stiches
punzada (f) - pain (sharp)
pupila (f) - pupil (eye)
purga (f) - purge
purgante (m) - purge
pus (m) - pus

quebrada (f) - break
quebrar - to break
quedarse - to stay; to remain
que - what
queja (f) - complaint
quejar(se) (de) - to complain (of)
quemado del sol - sunburned
quemadura (f) - burn
quemadura del sol (f) - sunburn
quemar - to burn
quemazón (m) - fire
querer - to love
querido/a (m/f) - dear
quien - who
quieto - quiet; silent
quijada (f) - jaw
quimoterapia (f) - chemotherapy
quiropráctico (m) - chiropractor
quiropodista (m) - chiropodist
quiste (m) - cyst
quitar(se) - to remove; to take off; to take away
quitarse la ropa - to take off clothing

rabia (f) - rabies
radiación (f) - radiation treatment
radio (m) - radial (bone)
radiografías (f) - x-rays
radiólogo/a (m/f) - radiologist
raíz (f) - root; canal de raíz - root canal
rápidamente, rápido - quickly
rápido - rapid, fast
rapto (m) - rape
raro - unusual
rasguño (m) - scratch
raspada (f) - scratch
raspadura (f) - abrasion
rasurar - to shave
rayos equis (m) - x-rays
reacción - reaction; **positiva** - positive; **negativa** - negative
reaccionar - to react
reactivación (f) - booster shot
reactivar - to immunize (booster)

reajuste (m) - period of adjustment
rebajado - depressed
receta (f) - prescription
recetar - to prescribe
recién nacido/a (m/f) - neonatal
recibir - to receive
recibo (m) - receipt
reciente - recent
recoger - to gather
reconocimiento médico - physical examination
recordar - to remember
recto - straight
recto (m) - rectum
recuperación - recovery; sala de - room
recuperar - to recuperate
recuperarse - to convalesce
reflejo (m) - reflex
refuerzo (m) - booster shot
regadera (f) - shower
regalo (m) - present
régimen (m) - diet
regla (f) - rule; menstrual period
reglamento (m) - regulation
rehuso (m) - refusal
relaciones sexuales (f) - intercourse (sexual)
relajado (m) - relaxed
relajar - to relax
religión (f) - religion; **católico** - Catholic; **protestante** - Protestant;
    judío - Jewish; **mahometano** - Moslem
relleno - stuffed
reloj (m) - watch
repetir - to repeat; to burp
resbalar - to slip
resfriado (m) - cold (health)
respiración (f) - breath
respirador (m) - respirator
respirar - to breathe
responder - to respond
responsabilidad (f) - responsibility
resuscitador cardiopulmonar (m) - cardiopulmonary resuscitator
resultado (m) - result
retardado - retarded
retirada (f) - withdrawal

retraído - introvert
retrasado - retarded
reumatismo (m) - rheumatism
revisar - to go over
revista (f) - magazine
revuelto - upset
riboflavina (f) - riboflavin
riesgo (m) - risk
riñón (m) - kidney
risa (f) - laughter
ritmo (m) - rhythm
rodilla (f) - knee
rojo - red; **oscuro** - dark; **claro** - light
romper - to break
romperse la fuente - to break the water bag
ronco - hoarse
ronquera (f) - hoarseness
ropa (f) - clothing
ropa interior (f) - underwear
rosa - pink
rosado - pinkish
roto - broken
rótula (f) - kneecap
rotura (f) - break
ruda (f) - rue (herb)
ruido (m) - noise

sábado (m) - Saturday
sábana (f) - sheet
saber - to know (facts)
sabor - taste
saborear - to taste
sacar - to take out
sacerdote (m) - priest
saco (m) - jacket
sacudida (f) - tic
sacudir - to shake
sal (f) - salt
sala (f) - ward
sala de admisión (f) - admitting office
sala de alumbramiento (f) - delivery room
sala de emergencia (f) - emergency room

sala de espera - waiting room
sala de parto - delivery room
salir - to leave; to go out of
saliva (f) - saliva
salpullido (m) - rash
salsa (f) - sauce
salud (f) - health
sanarse - to get well
sanatorio (m) - sanatorium
sangrar - to bleed
sangre (f) - blood
sanitario (m) - toilet
sano - healthy
sarampión alemán (m) - German measles
sarampión de tres días (m) - German measles
sarna (f) - scabies
secar - to drain
seco - dried
secreción (f) - discharge
secretaria (f) - secretary
secundario - secondary
sed (f) - thirst
sedante (m) - sedative
sedativo (m) - sedative
seguido - suecessive
seguir - to follow
según - according to
seguridad social - social security
seguro - safe; sure
seguro - safety pin
sello (m) - stamp
semana (f) - week
semen (m) - semen
señal (r) - sign, signal
señalar - to show
sencillo - simple
señor (m) - Mister
señora (f) - lady; Mrs.
señorita de edad (f) - old lady
señorita (f) - Miss; virgin (slang)
senos (m) - breasts
senos nasales (m) - nasal sinuses

sensible - sensitive
sentadera (f) - buttock
sentar - to seat
sentarse - to sit down
sentir - to be sorry; **lo siento** - I am sorry
sentirse - to feel
sentirse mejor - to feel better
separar - to separate; to spread
ser - to be
serio - serious
serie (f) - series
serología (f) - serology
serpiente (f) - snake
serpigo (m) - ringworm
servilleta sanitaria (f) - sanitary napkin
servir - to serve
seso (m) - brain
sexual - sexual; **deseo sexual** - sexual desire;
    relaciones sexuales - sexual relations
sí - yes
siempre - always
sien (f) - temple (anatomy)
sietemesino - 7-month (gestation) baby
sífilis (f) - syphilis
significado (m) - meaning
significar - to mean, to signify
siguiente - next
silencio (m) - silence
silencioso - quiet, silent
silla de ruedas - wheelchair
sin - without
síntoma (f) - symptom
sinus - sinus
sinusitis - sinusitis
sin vida - lifeless
sistema circulatorio (m) - circulatory system
sistema nervioso (m) - nervous system
sobaco (m) - armpit
sobre - on; upon
sobre peso - overweight
social - social
socorro (m) - help
sofocar - to choke

sofocones (m) - hot flashes
soda (f) - soda
solamente - only, single (number)
solitaria (f) - tapeworm
solo - only; single (number)
soltero/a (m/f) - unmarried
sonar - to dream, to ring
sonarse la nariz - to blow one's nose
sonda (m) - catheter
sondear - to catheterize
sopa (f) - soup
soplar - to blow
soporte (m) - brace
sordo - deaf
sordo-mudo (m, f) - deaf-mute
sospechar - to suspect
sostén (m) - bra
sótano (m) - basement
su, sus - her
subir - to go up
subirse - to climb up
suceder - to happen
sucio - dirty, soiled
sudar - to sweat, to perspire
sudor (m) - sweat
sudores fríos - cold sweat
suegra (f) - mother-in-law
suegro (m) - father-in-law
sueño (m) - sleep
suero (m) - serum
suéter (m) - sweater
suficiente - plenty
sufrir - to suffer
suicidarse - to commit suicide
suicidio (m) - suicide
superior - upper
supervisión (f) - supervision
supositorio (m) - suppository
susceptible - susceptible

tableta (f) - tablet
tacto (m) - touch

talco (m) - talcum powder
talón (m) - heel
tamaño (m) - size
también - also, too
tan ... como - as ... as
tapa (f) - lid
tapado - stuffy
tapado, nariz - stuffy nose
tapón (m) - stopper
tardarse - to delay
tarjeta (f) - card
tarjeta de Seguro Social (f) - Social Security card
tartamudear - to stutter
tartamudeo (m) - stutter
té (m) - tea
técnico (m) - technician
tejido (m) - tissue (facial)
tela adhesiva (f) - adhesive tape
teléfono (m) - telephone
temblor (m) - tremor
temer - to fear
temor (m) - fright
temperatura (f) - temperature
temprano - early
tener - to have
tener calor - to be hot; to be warm (person)
tener cuidado - to be careful
tener frío - to be cold
tener ganas de - to feel like
tener hambre - to be hungry
tener miedo - to be afraid
tener razón - to be right
tener sed - to be thirsty
tener sueño - to be sleepy
tener suerte - to be lucky
tenía (f) - tapeworm
tensión (f) - strain
terapeuta (m,f) - therapist
terminado - ended
terminar - to finish
termómetro (m) - thermometer
testículo (m) - testicle

testigo (m) - witness
tétano (m) - tetanus
tetracloruro de carbón (m) - carbon tetrachloride
tía (f) - aunt
tiamina (f) - thiamine
tibio - warm; tepid
tienda (f) - store
tifo (m) - typhus
tifoidea (f) - typhoid
tifus (m) - typhus
tijeras (f) - scissors
timbre (m) - bell, buzzer
tímido - timid; introvert
tímpano (m) - ear drum
tímpano roto - perforated eardrum
tina (f) - tub
tío (m) - uncle
tipo (m) - type
tirar - to shoot
tiro (m) - gunshot
tiroide (f) - thyroid
tirón (m) - tic
tisis - tuberculosis
tisú (m) - facial tissue
toalla (f) - towel
toalla sanitaria (f) - sanitary napkin
tobillo (m) - ankle
tocar - to touch
tocarse (slang) - to masturbate
todo - all
todos/as (m/f) - everyone
tolerar - to tolerate
tomador - drinker
tomar - to take
tomate (m) - tomato
tónico (m) - tonic
tonsilitis (m) - tonsilitis
tórax (m) - thorax
torcedura (f) - sprain
tocer - to sprain
torniquete (m) - tourniquet
tos (f) - cough; **tos seca** - dry cough; **tos desgarrada;**
   tos con flema - with phlegm

toser - to cough
tosferina (f) - whooping cough
toxemia (f) - toxemia
toxicómano - drug addict
trabajador social - social worker
trabajar - to work
trabajo (m) - job
traducir - to translate
traer - to bring
tragar - to swallow
trago (m) - swallow
traje (m) - suit
tranquilizante (m) - tranquilizer
tranquilo - peaceful
transferir - to transfer
transfusión (f) - transfusion
transfusión de sangre (f) - blood transfusion
transmisible - communicable
tratamiento (m) - treatment
traumatismo (m) - trauma
trementina (f) - turpentine
tricocéfalos (f) - threadworm
tripas (f, slang) - intestines
tripita (f, slang) - appendix
triste - sad
trocisco (m) - lozenge
tromboflebitis (f) - thrombophlebitis
trompa de eustaquio (f) - eustachian tube
trompa de falopio (f) - Fallopian tube
tuberculosis (f) - tuberculosis
tubo (m) - tube
tumor (m) - tumor
turbado - upset
turno (m) - shift; appointment

vacín de cama (m) - bedpan
vacuna (f) - vaccine
vacunación (f) - vaccination
vacuna triple - DPT shot (diphtheria, pertussis, tetanus)
vagina (f) - vagina
vaginal - vaginal; **desecho** (m); **secreción** (f) - discharge
valer - to be worth

várice (f) - varicose vein
varicela (f) - chicken pox
varios - some
vasectomia (f) - vasectomy
vasija (f) - basin
vasín, vasinilla (f) - potty
vaso (m) - glass
vasos linfáticos (m) - vessels, lymphatic
vecino/a (m/f) - neighbor
vejiga (f) - bladder, urinary
vello (m) - fuzz
vena (f) - vein
venda (f) - bandage
vendaje (m) - bandage
vendar - to dress (bandage)
vendedor (m) - salesman
vender - to sell
veneno (m) - poison
venenoso - poisonous
venérea - venereal
venir - to come
ventaja (f) - advantage
ventana de la nariz (f) - nostril
ventosa (f) - cupping
ventosidad (f) - flatus
ver - to see
verano (m) - summer
verdad - true
verde - green
vergüenza (f) - shame
verruga (f) - wart
vesícula biliar (f) - gallbladder
vesículo seminal (m) - seminal vesicle
vestir(se) - to dress; to clothe
viajar - to travel
viaje (m) - trip
víbora (f) - snake
víctima (f) - victim
viernes (m) - Friday
vientre (m) - belly; abdomen
vinagre (m) - vinegar
vino (m) - wine

virgen (m, f) - virgin
viruela (f) - smallpox
viruelas locas (slang) - chicken pox
virus (m) - virus
visión (f) - sight
visita (f) - visit, visiting hours
vista - sight
vista borrosa (f) **nublada** - blurred vision
visitante (m, f) - visitor
vital - vital
vitamina (f) - vitamin
viuda (f) - widow
viuda negra (f) - Black widow spider
viudo (m) - widower
vivir - to live
vivo - alive
voltearse - to turn over
voluntad (f) - volition; **su propia** - your own
volver - to return
vómito (m) - emetic
vomitar - to vomit

y - and
ya - already
yedo (m, slang, Mexican) - marijuana
yema (f) - yolk
yema del dedo (f) - fingertip
yerba (f) - marijuana
yerbero (m) - herbalist
yerno (m) - son-in-law
yeso (m) - plaster cast
yodo (m) - iodine

zafarse un hueso (slang, Mexican) - dislocate (a joint or bone)
zanja (f) - ditch
zapatilla (f) - slipper
zapato (m) - shoe
zona (f) - zone
zona postal (f) - zip code
zurdo - left-handed
zumbido - buzz
zumbidos (m) - buzzing

Spanish Language
Audio-Visual Aids

AVAILABLE THROUGH THE
AMERICAN DIABETES ASSOCIATION

Mexican-American Diabetic Diet, Puerto Rican Diabetic Diet ("Exchange" diets). Pamphlets from: U.S. V. Pharmaceutical Corporation, 1 Scarsdale Road, Tuckahoe, N.Y. 10107.

"Guía" (Guía para el diabético). Pamphlet from: Eli Lilly and Company, Pharmaceuticals and Biologicals, Indianapolis, Ind. 46206.

"Los alimentos que usted consume." (pamphlet) "La diabetes, ¿en qué consiste?" (pamphlet) from: Pfizer Laboratories Division, Pfizer Inc., 235 East 42nd St., New York, N.Y. 10017.

Usted y la diabetes (pamphlet), Control de calorías para Ud. (pamphlet) from: The Upjohn Company, 120 Scott Drive, Menlo Park, Calif. 94025.

"Soy diabético," (pamphlet), Registro de pruebas de la orina (pamphlet) from: Geigy Pharmaceuticals, Division of CIBA-GEIGY, Ardsley, N.Y. 10501.

AVAILABLE THROUGH PLANNED PARENTHOOD
Films

Happy Family Planning: color film strip and record, 10 min.
Planned Families: color, 16-mm film, Spanish sound track, 20 min.
The Engagement Ring: color, 16-mm film, 25 min.

Pamphlets

"Método del ritmo"
"Control de natalidad"
"Esterilización voluntaria para hombres y mujeres"
"Preguntas y respuestas": sobre las pastillas anticonceptivas, sobre los dispositivos intrauterinos.
"Ser Padre y Madre"
"La Señora Perez va a tener un Bebé" (comic book)
Numerous single-sheet explanations of the forms of birth control are available through local chapters.

AVAILABLE THROUGH THE AMERICAN CANCER SOCIETY
Films
Breast Self Examination
Luisa was Right
Man Alive
One out of Every Six
Sense in the Sun
Time and Two Women
Time to Stop is Now
Traitor Within
Who, Me?
The Woman in Question

Pamphlets
Su propio examen personal (breast self-examination)
"Resguardos contra el cáncer"

AVAILABLE THROUGH THE AMERICAN HEART ASSOCIATION
Pamphlets
"Si Ud. tiene Alta la Presion de Sangre, No se Arriesgue"
"Fumar y las Enfermedades del Corazón"
"Ahora puede Ud. proteger a su hijo contra la fiebre reumática"
"Soplos inocentes en el Corazón de los Niños"
"Lo que usted debe saber acerca de su Corazón"
"Proteja el corazón de sus hijos"
"Cinco modos para proteger su Corazón"
"Usted y su Corazón"
"El camino al corazón de un hombre - Un plan de comida con la grasa controlada"

AVAILABLE THROUGH THE NATIONAL TUBERCULOSIS AND RESPIRATORY DISEASE ASSOCIATION
Pamphlets
"Su Prueba de Tuberculina es positiva"
"La Prueba de Tuberculina - cómo funciona"
"Conozca la tuberculosis - Manual para el paciente"

AVAILABLE THROUGH FARM WORKERS HEALTH SERVICE, CALIFORNIA STATE DEPARTMENT OF PUBLIC HEALTH

Pamphlets

"Cuide la salud de su hijo"
"Proteja a sus niños - vacune a su perro"
"El sarampión y el sarampión alemán"
"Como planear sus comidas"

Books

Glosario español-inglés para las Auxiliares de Salud/English-Spanish Glossary for Health-Aides

AVAILABLE THROUGH THE UNIVERSITY OF CALIFORNIA AGRICULTURAL EXTENSION SERVICE

Pamphlets

"Carnes"
"Vegetales y Frutas"

AVAILABLE THROUGH THE UNITED STATES DEPARTMENT OF HEALTH AND HUMAN SERVICES

Pamphlets and posters in Spanish on many health topics, from childcare and birth control, to alcoholism, and the major diseases.

For example: "¡Cuidado, la pintura de plomo envenena!"

Many of the pharmaceutical manufacturers publish pamphlets about the various diseases and situations treated by use of their products. These can be obtained through their representatives. Examples are:

Mead Johnson and Co. - Programa diario para el niño (series of cards outlining development of baby through the second year)

Ross Laboratories - La Madre y el Bebé

Ayerst Laboratories - Los segundos 40 años (information on menopause)

Cordis Corporation - Usted y su marcapaso

Suggested Readings and Aids

Argüijo, R. M. *Hispanic Culture and Health Care: Fact, Fiction, Folklore.* St. Louis: C. V. Mosby, 1978.

Benitez, F., and Benitez, S. *Practical Spanish for the Health Professions.* Fresno, Calif.: Pioneer Publications, 1979.

Chavez, E. H., Cohen, A., and Beltramo, A. *El language de los Chicanos.* Virginia: Center for Applied Linguistics, 1975.

Cherry, A. *Tampa Spanish Slang.* Tampa, Florida: Lamplight Press, 1966.

Clark, M. *Health in the Mexican-American Culture.* Berkeley: University of California Press, 1959.

Craddock, J. R., Bills, G. D., and Teschner, R. V. *Spanish and English of United States Hispanos: a bibliography.* Virginia: Center for Applied Linguistics, 1975.

Farm Workers Health Service. *Glosario español-inglés para Auxiliares de Salud/English-Spanish Glossary for Health-Aides.* State of California, Department of General Services.

Galván, R., and Teschner, R. *El diccionario del español-inglés de Tejas.* Maryland: Institute of Modern Languages Press, 1975.

Kiev, A. *Curanderismo, Mexican-American Folk Psychiatry.* New York: Free Press, 1968.

Ludwig, E., and Santibañez, J. *The Chicanos, Mexican-American voices.* Baltimore, Md.: Penguin Press, 1971.

Madsen, W. *The Mexican-Americans of South Texas.* New York: Holt, Rinehart and Winston, 1973.

Meir, M. and Rivera, S. *The Chicanos, a History of Mexican-Americans.* New York: Hill and Wang, 1972.

Rivera, T. *And the Earth did not Part/Y no se lo tragó la tierra.* Berkeley: Quinto Sol Publications, 1971.

Ruiz Torres, F. *Medicina: Diccionario inglés-español/español-inglés.* Madrid: Editorial Alhambra, 1973.

Sanders, L. Cultural Differences in Medical Care. New York: Russell Sage

Spicers, E. (Ed.) *Ethnic Medicine in the Southwest.* Arizona: University of Arizona Press, 1977.

Werner, D. *Donde no hay doctor.* Mexico City, Mexico: Editorial Pax, 1975.

INDEX

Order Form: 800/825-3150
Call, fax, or mail to Skidmore-Roth Publishing, Inc.

Qty.	Title	Price	Total
	1994 Nurse's Trivia Calendar	$9.99	
	RN NCLEX Review Cards, 2nd Ed.	$24.95	
	PN/VN Review Cards	$24.95	
	Nurse's Survival Guide, 2nd Ed.	$24.95	
	The Body in Brief, 2nd Ed.	$26.95	
	The OSHA Handbook	$79.95	
	The OBRA Guidelines for Quality Improvement in Long Term Care	$59.95	
	Diagnostic & Laboratory Cards, 2nd Ed.	$23.95	
	Drug Comparison Handbook	$29.95	

Tax of 8.25% applies to Texas residents only. UPS ground shipping $5 for first item $1 each additional.	Subtotal	
	8.25% Tax	
	Shipping	
	TOTAL	

Name
Company
Address
City
State   Zip
Phone

__ Check enclosed   __ Visa   __ MasterCard
Credit Card Number
Card Holder Name
Expiration Date